Épidémies

感染症の虚像と実像

コロナの時代を生きるための基礎知識

マルセイユ大学病院研究所所長
ディディエ・ラウト
Didier RAOULT

鳥取絹子［訳］

草思社

ÉPIDÉMIES, VRAIS DANGERS ET FAUSSES ALERTES

by Professor Didier RAOULT

日本の読者へ

流行病と流行病による恐怖は、一つの社会状態がわかる目印《マーカー》である。危機では、逆境に立ち向かう私たちの能力があぶり出される。これまでの危機でも、先進国は恐怖に震えあがってきたのだが、多くの場合、次の危機への対応を準備できずにきてしまっている。

日本では、社会が連帯はもとよりソーシャル・ディスタンスを自然に守る文明を築きあげているので、流行病もきっと違うふうに展開していくのだろう。私たちの行動はすべて、流行病やカオス化した非常事態による恐怖心に影響されるのだろう。しかし、私たちが守ろうとする共に生きる暮らし方、とくに日本では最高度に発達したよき暮らし方が、これらの恐怖心によって妨害されるようなことは絶対にあってはならない。今回の出来事が、千年もの共に生きるよき暮らし方を壊さないことを、私は心から願っている。

妻と、子供たち、孫たち、
そして私と一緒に仕事をするすべての人たちへ

感染症の虚像と実像

コロナの時代を生きるための基礎知識

目次

〔編集部注〕

＝原著者による注記は、（ ）番号ルビを付して各章末にまとめた。

＝訳者による注記は、〔 〕内に小さい文字で示した。

まえがき

流行病の死者は予測より少ない

ここ二、三十年、流行病になりそうな病気が発生するたびに、不安をあおる警告が繰り返されてきた。狂牛病では、牛肉の消費が急落するほど厳しい対策がとられ、続く二つの鳥インフルエンザ、二〇〇九年新型インフルエンザ、SARS《サーズ》コロナウイルス、MERS《マーズ》コロナウイルス、エボラ出血熱、炭疽《たんそ》菌によるバイオテロ、天然痘、チクングニア熱、ジカ熱も恐怖をまき散らした。これらすべての病気のために、そのつど数理モデルを使った予測が行なわれ、そのつど百万人単位の死者が出ると予告された。けれども、そんなことはまったくなかった。ただし、ごく普通のインフルエンザによる死者は別である。

ここ二〇年、世間で大騒ぎされた流行病はどれも、死者が一万人を超えることはあまりなかった。対して世界では、年に五六〇〇万人が亡くなっている。それに比べると驚く数字ではないだろう。一方で、ほかの流行病は無視されてきた。アフリカやハイチのコレラでは一万人、東アフリカのチフスでも一万人が亡くなっている。また、一般にあまり知られていないクロストリジウム・ディフィシル腸炎という大変な流行病では、世界で年に六万人から一〇万人が死んでいる。最後に、これまた大騒ぎされたチクングニア熱やジカ熱など媒介性の病気では、各メディアが一面で派手に伝えたことや、その対策にかかる莫大なコストに比べると死亡率は低く、先進国で発生するケースも少なかった。

つまり、最初に述べた恐怖の病気による死者の合計は、ここ二〇年間、予測された数字に比べると——毎年三〇万人から六五万人の死者を出し、A型インフルエンザの年だけは発生しなかった普通のインフルエンザは別にして——わずかなのである。ちなみにフランス本国ではここ二〇年、狂牛病以外のこれらの病気による死者は四人しかいなかった。同じフランスで二〇一九年、道路でのキックスケーターによる死亡事故は一一件だった。この国では、四人の死者しか出ていない流行病のために、ありとあらゆる警告を発し、空港では何千枚もの掲示やビラを配布している！　おまけに、まだ製品にもなっていない治療薬や、成功もしないワクチン開発に何十億という大金が投入されている。これらはすべて再考すべきだろう。

感染症の死亡率は下がりつづけている

振り返ると私は、医学の勉強を始めたときから、医療危機、とりわけ感染症と闘ってきたようだ。実際私は、多くの本当の流行病にたずさわり、医療危機の当事者として、フランス保健省や新技術開発省から任命されて対策を考えてきた。その仕事のなかにはバイオテロも含まれ、私の知るかぎり、感染症の分野では世界で最も文献を引用されている一人であると自負している（世界のトップエキスパートをランク付けするデータベース「エキスパート・スケープ」より）。そんな私に与えられた宿題は、これら医療危機の意味や、そのとらえ方について、私が体験したことを通して広い視野でとらえてみることだろう。

これらすべてを、直接、広い視野でとらえるには、ネット上のサイト「アワー・ワールド・イン・データ」（データで見る私たちの世界）を確認すると面白い。ここではオックスフォード大学の研究チームが、世界中のデータから現実の数字とメディアで紹介される数字を比較している。たとえばさまざまな病気による現実の死亡率と、そのニュースがグーグルや、アメリカの『ニューヨーク・タイムズ』紙、イギリスの『ガーディアン』紙などに掲載された数を比較しているのである。それによると同じ死因で、たとえば現実の死亡率が二パーセントのものが、グーグルの記事では三〇パーセント、『ニューヨーク・タイムズ』紙と『ガーディアン』紙では七〇パーセントを占めている。つまりテロや殺人、自殺の情報が、新聞二紙では七〇パーセントにもなっているのである。

感染症に関しては私も、医学誌『ランセット』の編集長と共著で「空騒ぎ」というタイトルの記事を書いたことがある。[1] このタイトルはもちろんシェークスピアの有名な喜劇から拝借したものだが、思いついたのは、ある一つの病気について世界中の科学誌に掲載された記事の数を数えながらのことだった。そのときはたった一人の死者について、国際的に評価の高いさまざまな出版物が六一冊も記事を掲載していた。

この流行病に対する不安の大きさと、感染症による現実の死亡率とは比較にならないものがある。実際ここ三〇年、感染症の死亡率は下がりつづけている。それは死因の三大病だった結核、エイズ、マラリアの死亡率が低下したことによるものだ。けれどもこれはワクチンのおかげではない。

エイズの場合は、素晴らしい管理体制――民間の非営利国際団体（ＮＧＯ）の圧力が功を奏し――によって安価な治療薬が入手可能になり、とくに開発途上国の患者が救われ、流行の拡大を防ぐことができた。マラリアについては、奇跡の治療薬として中国の薬草エキス（アルテミシニン）があげられるのだが、しかし、この病気が目立って減少したのは、殺虫剤をしみこませた蚊帳《かや》を使うようになったこととも関係がある。最後の結核についてはとくに目新しいことはなく、予防接種を含めた治療法の進化と、公衆衛生の改善があげられるだろう。それでも世界ではまだ年に一二〇万人が死んでいる。

また、ほかの病気で死亡率が減少したのは、かつては恐れられていた呼吸器感染症で、一九九〇年には年に四〇〇万人だった死者が、二〇一九年は二六〇万人になっている。これだけ急激に減少したのは、おもに旧来の抗生物質と、肺炎レンサ球菌ワクチンのおかげで、昔は高齢者の死因一位だった肺炎は現在、四位になっている。これは感染症医療の勝利といっていいだろう。一方現在、世界的に目に見えて増えている新興感染症が「クロストリジウム・ディフィシル腸炎」なのだが、私の知るかぎり、この病気がネット上でバズったことは一度もない。それではこれから、未来を考察するためにも、これらさまざまな流行病について詳しく述べていくことにしよう。

原注

（1）McConnel J. Raoult D, *Emerging respiratory viruses: is it "much ado about nothing"? (Shakespeare)*, 20:187-188 mars 2014.

1　炭疽菌——バイオテロの恐怖を引き起こした偽の流行病

軍事目的で操作された炭疽菌

いわゆるバイオテロで、私が初めて直面した偽の流行病が炭疽《たんそ》だった。これはどちらかというと普通の病気なのだが、発症すると重病になり、とくに土を掘る動物から感染することが多い。というのも、病原菌は「胞子」という耐久性のある形で生息し、飛散性ではあるけれども、土のなかで何年も存在することができるからだ。この胞子が歴史的に重要な役割を演じたのは、ともに近代細胞学の開祖とされるルイ・パストゥール（一八二二―九五）とロベルト・コッホ（一八四三―一九一〇）が、この細菌と病気の因果関係を初めて示したからである。これがのちに炭疽菌と名づけられた細菌である。ちなみにパストゥールはこのとき、動物への大量のワクチン投与を初めて実験している。

それはそれとして、この細菌は第二次世界大戦中、動物を殺すための生物兵器として研究された。使用すると空中感染で死にいたる肺炎を引き起こすこの細菌は、引きつづき軍事研究所、とりわけアメリカとロシアで使用された。しかし一九七〇年、当時のニクソン大統領がいっさいの生物兵器研究（毒素、毒薬、微生物）の中止を決断、一九七二年には生物兵器を放棄する国際合意が成立した。

この合意以降、生物兵器を準備する者は誰もいないはずだった。けれども実際は、軍事研究所から出た炭疽菌による不自然な感染症事件が二件あった。

それとは別に、炭疽菌による自然感染は、とくにアフリカの農民のあいだでいまも続いている。また、麻薬常習者のあいだでも静脈注射による集団感染のケースが多く確認されている。

さて、軍事目的で操作された炭疽菌に結びつく二つの事件はよく知られている。一件は一九七九年、エカテリンブルク（ロシア）で発生した。このときは一〇〇人ほどが原因不明の肺炎になって重篤な状態と診断され、結局、六六人が死亡している。

解剖で採取された検体はアメリカに運ばれ、病原体は炭疽菌であることが確認された。最終的にロシアは、その原因がエカテリンブルク軍事研究所の保管ミスであることを発見した――ボリス・エリツィンがその事実を認めたのはかなりあと。感染した患者は研究所の風下に集中していたのである。

二件目の事件は、二〇〇一年九月十一日の同時多発テロで、アメリカ全体がパニックになっている真っただ中に起きた。ツインタワーが襲撃されて二週間後、アメリカの上院議員とジャーナリスト数名に、炭疽菌入りの封書が送られてきたのだ。全体の死者は五人。またたく間にバイオテロリズムという言葉がかけめぐった。情報が拡散し、世界中が狂乱状態になった。白い粉とみるやすぐに疑われ、受け取った人があちこちで届け出た。そうして関連する職場や研究施設が強制的に閉鎖され、一週間かけて粉の正体が確認された結果は……炭疽菌ではなかった！　騒ぎに乗り、世界各地で小麦粉やチョークを入れた愉快犯的な封筒が送りつけられた。フランスでは、一八〇〇個のサンプルを検査して、炭疽菌を排除しなければならなかった。

このような状況下で、大量の検査に即時に応じるのはフランスではほぼ不可能だった。時間内で対応できた施設は唯一、私が勤務するマルセイユの大学病院センターで、そこには適切に処理できるラボがあった。つまり二四時間から四八時間以内で、検体をまとめて検査できたのだ。私が建設に奔走したラボは広く、安全面での管理レベルは四段階ある世界標準で上から二番目のP３（病原体を外部に排出せずに操作できる）。そこで私たちはフランスの検体の三分の一を処理した。時間内で検査に対応できたのは私たちだけだった。

ちなみに、このときのフランス全体の検査結果は、偽陽性が一件のみ。それはフランスで細菌が操作できた数少ないほかのラボからのもので、急遽、確認の再検査が行なわれた結果、やはり偽陽性だった。

このように危機的な状況になると、人々はどうしてもパニックに襲われる。たとえばフランスでは、最高の総合病院とされるパリのピティエ・サルペトリエール病院のラボは、最も危険な細菌（多剤耐性結核菌）を処理できるとされていたのだが、それでも安全面での世界基準を満たしていなかった。それを理由に、医療従事者は検査を辞退、白い粉の分析を断わった！　パリの大学病院センター全体でも、粉を検査するのは不可能だった。パストゥール研究所にも、軍の研究所にも、十分な技術のあるスタッフはいなかった。

それほどの大騒ぎをよそに、アメリカでの炭疽菌事件はあっという間に終息した……。

バイオテロへの過剰な反応

翌二〇〇二年の内閣改造で、保健大臣になったマルセイユ出身の医学教授ジャン＝フランソワ・マテイと、新技術開発特命大臣になったクローディ・エニュレの官房長ベルナール・ビゴから、私はバイオテロリズムについての調査を依頼された。私たちが疑惑の白い粉を処理するあいだに身につけた実験体験が目に留まったようだ。引き受けた当初から私は、バイオテロだけでなく、感染症の危機についても報告させてほしいと頼んだ。私の認識では、感染症は医療よりは社会問題だった。

この任務で私が目の当たりにしたのが、「グレー」な——つまり疑わしい——情報が飛び交っていることと、その影響力の大きさだった。ある日、当時の閣外大臣ベルナール・クシュネルから私に個人的に電話があり、アメリカ軍がサダム・フセインの地下格納室で、炭疽菌を含む粉を見つけたという情報を伝えてきた。その情報の行き着く先が二〇〇五年、国連で、ジョージ・W・ブッシュ大統領の代理として、国務長官コリン・パウエルが白い粉の入ったチューブを振りかざして演説し、サダム・フセインが炭疽菌をストックしている可能性に言及して、その危険性を世界中に訴えたことだ。これが一つの要因となって、アメリカ人のじつに六五パーセントが、同時多発テロにサダム・フセインがかかわっていると信じるようになった。

時を同じくして、ジョンズ・ホプキンズ大学の数理モデル研究員チームが監督して製作した、天然痘によるパニック映画が出回った。そこでも「グレー」な情報が報告されていた。第一次湾岸戦争のとき、誰かが冷蔵庫の上に「スモールポックス」（天然痘の意味）と書かれているのを見たというものだ。この未公開の情報をもとに、ジョンズ・ホプキンズ大学の研究者たちが作ったのが『ダーク・ウインター』（黒い冬）というタイトルの映画で、その内容は仮にサダム・フセインが天然痘ウイルスを所有し、世界で誰もワクチンを受けていないとしたら、どうなるのかを予想したものだった。結論は、仮に一〇人の感染者が、世界の一〇の国際空港に派遣されるだけで、一〇〇万人の死者が出るというものだった。

これを観て震えあがったのがジョージ・W・ブッシュ——フランスの政治家も——

で、彼は天然痘のワクチン接種を真剣に考えた。このワクチン接種は副作用の不安が大きかったのだが、しかし国家として危険にさらされている（実際は存在もしなかったのだが）ことを考慮し、ワクチン接種をするべきだと決断したのである。こうしてブッシュは軍関係者にワクチンを接種させた。結果、約一〇〇人が現在まで原因不明の合併症で死亡し、慣れないワクチンを受けた若者層では急性の心膜炎〔心臓の筋肉の炎症〕が発生した。こうしてアメリカ軍は、パニック映画が描いたたんなる空想物語によって、軍関係の仲間一〇〇人を殺したのだった。

先の炭疽菌事件に関しては、事実はドラマを地でいくような展開になり、考えようによっては逆にそれで安心したとも言える。じつは私はのちに、最初の炭疽菌事件に続く二カ月間、アメリカのDNA分析センターに勤務していたスタッフの一人と知り合いになった。当時の彼の仕事は、事件に使われた炭疽菌の遺伝子の塩基配列を決定し、それを既知の遺伝子情報、すなわち、建前上は一九七二年まで、アメリカ陸軍フォート・デトリック感染症医学研究所で扱われていたものと比較することだった。結果、菌の遺伝子は同じだった。政治家やジャーナリストに送られた炭疽菌は、間違いなくフォート・デトリックの軍研究所から出たものだった。

最終的に、アメリカ軍の捜査で特定された主犯の容疑者の名はブルース・イヴィンズ、元技師で、生物兵器の責任者だった。彼はおそらく、フォート・デトリックを退所するときに、くだんの炭疽菌をポケットに入れて持ち去ったのだろう。その菌が三〇年間生きのび、それを彼が投函して、世界を震えあがらせたのだった。容疑者には重い精神病の病歴があった（軍の計画の責任者としてフォート・デトリックに雇用されたときから）。そして彼は裁判が始まる前に自殺した〔二〇〇八年〕。

これらの情報は、二カ月後にはアメリカ軍にも知られるところとなった。国連で、パウエル国務長官が炭疽菌入りのチューブを振りかざし、世界中にバイオテロの危険性を訴えた例の演説のずっと前である。

したがって事実は、偽りの流行病事件だったのである。本当の流行病と恐れられた当初の不安は、おそらく本物だったのだろうが、二カ月後には、まったくそうではないことをアメリカ政府は知っていた。それはバイオテロなどではなく、アメリカ軍関係者の管理不行届きだったのだ。

こうして、炭疽菌にまつわる二つの事件は、一つはロシア軍の、もう一つはアメリカ軍の機能不全によるもので、バイオテロとはまったく関係がなかったのである。

ここで言っておかなければならないのは、バイオテロに対する恐怖もやはり大儲けにつながるということだ。実際のところ、誰が説得に成功したのか知るよしもないが、将来的な炭疽病治療のために、アメリカ疾病予防管理センター（ＣＤＣ）が使用を奨励したのは、キノロン〔合成抗菌剤〕とシプロフロキサシン〔ニューキノロン〕グループの抗生物質だった。当時、これらの薬は特許で保護されており、異常に高価なものだった。しかもこの薬が選ばれたのは使用実績からではなく、実験に基づいたもので、人体での有効性はまだ一度も証明されていなかった。おまけにこの病気は、ペニシリンやドキシサイクリンといった、ごく普通の安価な抗生物質で完全に治療できるものだった。

いずれにしろ、バイオテロの脅威に備えて、アメリカは何トンというシプロフロキサシンを注文して各地の倉庫に保管、フランスも莫大なコストをかけてこの戦略に追随したのである。

じつは私は二〇〇二年、この件での個人的見解を予備調査報告書にまとめ、省庁に提出していた。当時、シプロフロキサシンを大量に保管する根拠は何もなかった。私の見立ては、関連する研究所の影響力がきわめて大きかったこと、そして、フランスは例によって、再検討することなくＣＤＣの勧告に従ったということだ。

だからといって、バイオテロへの過剰な反応はべつに驚くことではない。それは最初に引用した「データで見る私たちの世界」のサイトを見るだけで十分だ。それによるとテロリズムの情報は、グーグルだけでなく、『ニューヨーク・タイムズ』紙や『ガーディアン』紙でも、世界の死因の三〇パーセントを占めている。現実は（中東やインドでは死亡率が高いにしても）、テロによる死者の平均は年に九〇〇〇人、対して人類全体では年に五六〇〇万人も死んでいる。特記すべきは、過剰報道ではグーグルのほうが謙虚で、『ニューヨーク・タイムズ』紙や『ガーディアン』紙の二分の一ということだろうか。

集団的な恐怖が利用される

この冒険を通して私が発見したのは、国家の嘘と戦争の口実に、集団的な恐怖が利用されたこと、そして人々の信じやすさだった。とくにこのときの体験では自分自身で苦い思いをした。というのも、私は少なくともある時期、「グレー」な情報を機密情報と信じこみ、一般に公開されない情報を入手できたのはラッキーだったと、思いこんでいたからである。自分に特権があると思っていたのは思いあがり、まさに自分をマインドコントロールしていたのだった。人より知る立場にいる者たちがかかりやすい困った中毒症状である。

2 無視された本当の医療危機──二〇〇三年の猛暑

超過死亡率が無視されていた

前章でも述べたように、私は炭疽菌事件に引きつづき、保健省と新技術開発省から任命されて感染症の医療危機について詳細な考察を行なうことになった。私としては、そのときのバイオテロにかぎらず、もっと広範囲に調査する必要に迫られていた。

結局のところ、バイオテロ危機が結果としてもたらしたのは、世界でも特異なめちゃくちゃな管理体制だった。この事件以降、ごく普通の細菌でも、遺伝子の塩基配列の決定や所持は、それらのゲノム〔遺伝情報の全体〕のごく一部しかできなくなったのだ。その一方で、微生物のゲノムはネット上の科学文献で簡単に入手できるのである。

それはそれとしてアメリカは、天然痘ウイルス〔天然痘は人類史上初にして、唯一根絶に成功した感染症〕が既存のゲノムから再構築されるのを恐れ（完全なゲノムはすでに七〇体存在していた）、天然痘のみを対象にした勧告を発令し〔現在、天然痘ウイルスは公式には、アメリカとロシアのＰ４レベルの施設二カ所でのみ、厳重に保管されているとされる〕、フランスはそれを――広義に――採り入れた。

どういうことかというと、現在の私たちはもう、何百万という動物に感染して猛威をふるう細菌、たとえばブルセラ菌のような病原体を保持できないということだ。その結果、マルセイユでブルセラ菌を長年研究していたセンターの一つは、これらの菌を扱う管理上の問題から、このテーマの研究（すでに二〇年の実績があった）を南アメリカの研究員ともども、諦めざるをえなかった。私はなんとか研究を再開できるようあちこち奔走し、パストゥール研究所所長のクリスチャン・ブレシヨも巻きこんで努力したのだが、無駄だった。

いずれにしろ私は、この任務を通していくつかの助言を行ない、それらは公表された。(2)

助言の一部は、新しい流行病をできるだけ早く検出するために、普通ではない現象をグループに分けて特定することだった。私が提案したのは、たとえば、まず最初に年齢と地域に分けて死亡率を観察することだ。実際、いつものことだが、誰がどこで亡くなったかをリアルタイムで知るのは不可能だ。というのも、情報がそのまま公表されることはないからである。手順としては、検証後に文書にされて国立衛生医学研究所に送られ、そこで報告書としてまとめられるのは一年から一年半後、しかもその過程で三〇年間も、超過死亡率〔流行病や災害などで死亡率が一時的に増加し、本来の死亡率を超過する割合〕が無視されていた。これについてはあとで述べよう。

ところで、年齢と地域に分けて死亡率を観察することは、私に言わせると基本中の基本。というのも一九七六年、この方法によって発見されたのが、レジオネラ症〔在郷軍人病とも。温泉などでのレジオネラ菌による肺炎で、日本では年間一〇〇〇件以上発生〕だったからだ。この病気が検出されたのは、集団発生源とされるフィラデルフィアの患者を治療した医師ではなく、遠く離れたジョージア州アトランタの疾病管理センターからの報告で、短期間で五十歳以上の男性の高死亡率が確認されたのがきっかけだった。調べてみるとその男性たちは、フィラデルフィアで開かれた米国在郷軍人会に参加（在郷軍人を意味するレジオンが病名に）、全員が病気の発生源だったホテル〔空調用冷却塔の水のなかで菌が繁殖〕に滞在していた。だから、アトランタで検出されなければ、この病気はおそらく永遠に埋もれていたことだろう。

もう一つ、私が前面に出した提案は医薬品観察、つまり普通ではない医薬品の消費を観察することで、これについてもあとで述べることにしよう。しかし、この報告書は保健省では歓迎されなかった。マルセイユの病院で同僚だった当時の大臣ジャン＝フランソワ・マテイが、二カ月後、保健省としては受け入れられないと言ってきたのだ。理由は、彼の保身で、私は危険分子と見なされたようだ。彼はその場で私に修正するよう頼んだのだが、実際は些細で無意味なものだった。私は彼が修正文を受け入れたあと、保健省を去った。

猛暑の夏と死亡率のピーク

同じく二〇〇三年夏の八月、突然、猛暑が原因で死亡率が急上昇しているという記事が新聞に出た。それは葬儀社からの警告で、パリで棺が不足しているというものだった。日刊紙『ル・パリジャン・リベレ』〔現在の『ル・パリジャン』紙〕は葬儀を知らせる案内でいっぱいだった！

私はすでにマルセイユで猛暑を体験していた。それは私にとって初めての医療危機だった。一九八三年、当時の私はティモーネ病院の「インターン最年長」で、ひどい高熱の流行病が始まったとき、救急治療にあたるインターンの確保と現場を管理していた。気温は四二度、八十歳以上の患者には神経障害が現われ、みんなバタバタと死んでいった。最初の一週間、この新しい流行病の診断は手探りだった。ある者はレジオネラ症（当時の流行）ではないかと言い、ある者はゴミ収集人のスト（マルセイユではいつものことだった）と結びつけた。道路にはゴミ箱が積み重なり、たしかに関係はありそうだった。最終的に医学教授が集まった会合でシモナン教授が結論づけたのは、熱波による可能性が非常に高いということだった。たしかに、一九八三年の夏は異常に暑かったのだが、誰もこの新しい問題に対する準備をしていなかった。

私は集中治療室の責任者や、ティモーネ病院の副院長と一緒に、高熱で運ばれてくる高齢者の対応にあたった。私たちの仕事でいちばん重要だったのは、製氷機と扇風機を購入し、それから患者を冷水に沈めて、扇風機で風を送りつづけることだった。これによって死亡率は目に見えて下がった。一つ興味深かったのは、地方紙の『ル・プロヴァンサル』も『ル・メリディオナル』も、当時は毎日、一〇頁を使って葬列を掲載し、普段の半頁を大きく上回っていたことだった。

二〇〇三年八月の猛暑で多くの死者が出ている話を聞いた私は、二〇年前の古い体験を思い出した。すぐに保健相のジャン＝フランソワ・マテイに電話をしたのだが、彼いわく、心配するには及ばない、これもまたマスコミの誇張で、保健総局からも安心していい、心配するのは馬鹿げているということだった。面白かったのは、そのときマテイはヴァカンス中、大臣官房長も、保健総局長もまたヴァカンス中、そしてこの返答のデータを与えたのは補佐官で、このときの対応のまずさが非難され、ジャン＝フランソワ・マテイが交替させられたのはよく知られている。

このことが物語るのはまさに、私が報告書で提案した助言の必要性だった。週単位で死者数を数えることで、異常事態が発生しているかどうかがわかるのである。ジャン＝フランソワ・マテイにデータを公表するように提案すると、初めて実行してくれた（さらに彼は、公式に私に感謝してくれた）。それをもとに、ここ数十年の週単位での死亡者数を分析すると、夏の期間に説明のつかない死亡率のピークが三つあるのがわかった。一九七六年と一九八三年（私が体験したもの）、そして二〇〇三年。いずれも猛暑の夏で、先の二つは二〇〇三年のような国家宣言の対象にはなっていなかった。それとは別に、二つのインフルエンザウイルスが変異してパンデミックになったときの高死亡率と、季節性の呼吸器感染による毎年の高死亡率も確認できた。

こうして、一つの大惨事を説明するのにグラフを作成するだけで、それが公衆衛生にとっての大問題だったことがわかったのである。三回の猛暑と、インフルエンザウイルスが新しく変化したことによる二回のパンデミック、そして毎年の呼吸器感染症の流行である。

原注

（2）https://medecine.univ-amu.fr/sites/medecine.univ-amu.fr/files/mission_bioterrorisme_raoult.pdf

3 チクングニア熱――医薬品観察の有効性と、国の警告のギャップ

エイズの発見

私が提案したもう一つの助言は、アメリカでエイズが発見されたことと関連していた。事の発端は、カリフォルニア州でロミジン（アメリカではペンタミジン）という治療薬の消費がおかしな具合に増加していたことだった。奇妙だったのは、それを服用する五人の患者がまったく別の病院に入院し、担当医同士も何の関係もなかったことだ。当時、ロミジンが処方されたのはきわめて特殊な呼吸器感染のケースだけで、それは真菌に由来する感染症のニューモシスチス肺炎〔カリニ肺炎〕だった。この真菌が見られるのは重度の免疫不全の場合のみで、とくに白血病や強い化学療法を受けている人たちだった。

ところが、カリフォルニアでロミジンを投与されていた五人の患者は白血病ではなかった。それなのにこの治療薬が使われていたのが不思議で、調査が行なわれ、そうして医学界に出現したのがエイズだった。患者が若い男性で、重度の免疫不全は未知の病気だった。最初の五人の患者は男性のホモセクシュアルだったことから、病気の最初の定義は「ゲイのガン」、ホモセクシュアルのガンだった。これがエイズの最初の病名で、まさに医薬品観察によって検出されたのだった。

チクングニア熱の死亡例は薬の副作用

二〇年前のこの古い話に力をもらった私は、国家レベルで薬局のネットワークを使って、医薬品の異常な消費を観察することを助言したのである。けれどもこの提案も採用されなかったのは残念だった。

というのも、その数年後、海外県のレユニオン島で、蚊《か》（ヒトスジシマカ）が媒体して伝染するチクングニアウイルスの変異体が現われたからである。この病気で死ぬことはないのだが、しかし身体中が痛くなる。激しい関節痛が数週間、さらには数カ月も続くのだ。この痛みは、ごく普通の鎮痛剤ドリプラン〔アセトアミノフェン。日本ではノーシン、タイレノール〕で治まり、当時のレユニオン島で最初に目についた不審な兆候は、島中の薬局でドリプランの在庫が底をついたことだった。それはチクングニア熱で何か異常な現象が起きている警告と思われたのだが、この場合は違った。そうではなく、チクングニアの痛み止めにドリプランを常用すると、それにともなって死亡率も高まってくるのである。なぜならドリプランの過剰摂取は重度の肝障害を引き起こし、それで死ぬこともあるからで、以降、処方箋の信用できるガイダンスにはそのことが記載されている。事実、チクングニア熱で人は死なず、死亡例が出たのは激痛との闘いによる副作用によるものだった。

ちなみにフランスでは、チクングニア熱はメディアの注目を集めつづけているのだが、実際は、とくにフランス本国では公衆衛生上の危険はさほど大きくない。これに関して私が言いたいのは、私たちがかかわっているのはヒトスジシマカが媒介する地方病だということだ。というのも、フランスでチクングニア熱が発生するとしたら、ある国でチクングニアが猛威をふるっている時期と、フランスでの蚊の季節が一致するときだけだからである。

またデング熱やジカウイルスなど、ネッタイシマカが媒介して伝染するとされる病気はすべて、フランスではある季節だけ散発的に発生することがある。しかし、これらのウイルスは人間の血液中を長期間循環することはなく、蚊にも季節性があることから、フランスのような地理に位置する国に、これらの病気が定着するリスクはきわめて少ないのである。それでも、このときの出来事がまだ尾を引いているのか、フランスでは毎年夏になると、本国では死者一人出ていないマイナーな病気のリスクを大げさに騒ぎ立てているのである。

4　エボラ出血熱狂騒と、ペスト、その他の出血熱

出血病の恐怖が地球全体に広がる

エボラ出血熱狂騒が始まったのは一九七六年、私がインターンになる直前だった。これはとても怖い病気で、そのときはコンゴで猛威をふるっていた。診断が行なわれたのは、当時のザイール（のちのコンゴ民主共和国）で謎の病気の調査をしていたムエンベ教授の尽力のおかげだった。彼は患者から採取した血液をベルギーに送り、そこで著名なウイルス学者ピーター・ピオットが、このウイルスを認定したのだった。この熱病は出血熱というだけあって恐ろしく、身体が血でおおわれ、患者はこの出血によって死亡することから、想像するだけで衝撃的だった。これを機に、出血病は怖いという恐怖が地球全体に広がりはじめた。

ラッサ熱もまた出血病だ。これは西アフリカで猛威をふるうのだが、その地域から出たことがなかった。この分野でもまた、数理モデルだけで想定された数字が集められ、ひどく誇張されていることが確認されている。マールブルクウイルスは、ドイツの都市マールブルクの研究者のあいだで発見されたもので、アフリカから来た検体から感染したものだった。これも一九六七年からコンゴで広まっていた出血熱なのだが、国全体の死亡率にはなんの影響もなかった。この病気が発見されてからの死者は四〇人以下である。

恐怖が恐怖を生みだす

エボラウイルスは再発することがあり、定期的に恐怖をまき散らしてきた。ウイルスの病原巣とされているのはコウモリだ。サル類、とくにチンパンジーはこのウイルスに感染しやすく、コウモリまたはコウモリの小便のかかった葉っぱを食べて病気にかかる可能性がある。いずれにしろ、チンパンジーの一部はエボラ出血熱の流行で甚大な被害を受けてきた。

人に関しては、病気が感染するのはとりわけ血液を介してで、気道からの感染は皆無である。直接接触しないように注意すれば、病気に感染することも少ない。アフリカでは、ギニアのコナクリで最後にエボラ出血熱が流行したとき、医療スタッフにゴム手袋の着用と、次亜塩素酸塩水溶液の使用を徹底しただけで、感染から守ることができた。

ヨーロッパなどの先進国で流行するケースは非常に少ないのだが、しかしこの病気による恐怖のパニックで、疑わしいケースも含めて、対処の仕方で問題になった事案がいくつかあった。

実際、この病気は流行発生地から外へ出ることはない。二〇一九〜二〇二〇年現在、コンゴ民主共和国の東部でエボラ出血熱が流行しているのが確認されている。一帯の治安状態は最悪で、地元の軍閥が仲間を誘拐しては殺し、もちろんこの地域では過去に、エボラウイルスの犠牲者以上に麻疹《はしか》やマラリアの死者が多かった。エボラのケースは西アフリカにもあった。感染するおもな原因の一つは、出血熱の死者を素手で洗うことで、これがかなりの感染源になっている。

けれどもこの病気は信じられない影響を与えてきた。最初は、ホラー映画『アウトブレイク』〔一九九五年、アメリカ映画。ダスティン・ホフマン主演、ウォルフガング・ペーターゼン監督〕だった。内容は、アフリカで未知の出血熱が発生し、それを食い止めるために専門スタッフがヘリコプターで派遣され、防護服（もう一度言うが、直接の接触でしか感染しないエボラには何の効果もない）を着た彼らが、病気に感染した村の住民を殺すというものだった。

この映像は、ほかの情報と同じように、あっという間に世界中に拡散し、エボラ出血熱が発生したギニアに出向いた医療スタッフの何人かは、現地の村人に殺されてしまった。村人は携帯のおかげで、想像以上に情報に通じており、「救助隊」がアメリカ映画のように彼らを殺すと思ったのだ。恐怖が恐怖を生みだしたのである。

中世の遺骨からペスト大流行の原因を発見

個人的な体験としては、この出血熱の大狂乱に過去二度かかわったことがある。最初の体験は、エボラ出血熱とはまったく関係ないように見えていたものだ。私は友人の人類学者デュトゥール教授に頼まれて、彼がマルセイユのトンネル掘削現場で発見した遺骨が、一七二〇年にマルセイユで大流行したペストによる死者であることを科学的に確認した。遺骨は歴史的な視点では完全にその時代のものと確認されており、私たちは世界で初めて、歯の歯髄《しずい》を使っての分子診断で過去の流行病を診断する方法を確立したのだった。

この仕事は同僚のミシェル・ドランクールとの共同作業だったのだが、私たちの研究室にたまたま研修に来ていたのが、歯科医学生のジェラール・アブダラムだったのはラッキーだった。私たちは研修生の彼にどのようにテーマを与えたらいいかわからず、そこで歯を選んだというわけだ。

現在、遺伝子の診断や感染症の診断に歯髄を使う方法は世界中で行なわれているが、一九九八年に、それを初めて報告したのが私たちだった。私たちにとって事態はとても単純だった。私たちは診断の専門家で、現在、年に二〇万件の分子診断を行ない、そのなかにはアメリカやイタリア、イギリス、イスラエルなど、多くの先進国からの依頼検体も含まれている。

遺骨の身元確認はどこから見ても完璧だった。私たちは一七二〇年当時の病院の死者の記録も入手し、それらを世界でも評価の高い科学誌で発表した。(3) この発見は純粋に技術的なものだった。私たちは当時大流行したペストが「ペスト菌」によるものであることをすでに知っていた。

この仕事が確認されたのに続き、当時の私はマルセイユの大学の学長だったこともあって、トゥールーズの大学の学長ラルイ教授から声がかかり、中世のペスト大流行時の遺骨が収容されていたモンペリエの墓地を調査できることになった。中世のペストについては、その時代の外科医ギー・ド・ショーリアック(アヴィニョンにローマ教皇がいたときの侍医)が臨床学的に詳細な記述を残しており〔『大外科書』七巻、一三六三年〕、典型的なペストの症状、つまり腺ペスト〔リンパ腺の腫《は》れ〕であることがわかっていた。私たちはこの二回目の仕事も科学的に確認した。少なくとも学長だったおかげで、私は中世のペスト大流行の原因を決定的に明らかにする機会に恵まれたのだった。

前置きが長くなったが、この二回目の仕事がアメリカとイギリスでベストセラーになっていた本〔『黒死病の再来』二〇〇四年〕と対立することになる。私はその本のことを知らなかったのだけれど、アメリカではこの本を根拠に、中世のペストはペストではなく出血熱であるという仮説に立つ、一大科学プロジェクトが話題になっていた。この仮説の論拠の一つは、ペストの別名である黒死病と、肌が黒くなる出血病を混同したところにあった。しかし黒ずんで恐ろしい病気という特徴から「黒死病」という言葉が現われたのは、中世のペスト大流行の一世紀以上もあとである。もちろん彼らは当時、フランスの医師ギー・ド・ショーリアックが臨床学的な記述を残していたことを知らなかった。

もう一つの根拠は、この点は興味深いのだが、ペストの感染源であるネズミはヨーロッパ北部にはいなかったのに、それでも甚大な被害を受けたことだった。したがって、これは科学的に面白い疑問だったのだが、しかし私たちが中世のペスト菌を確認したことで再検討されることになり、イギリスの科学チームが私たちの仕事を再現しようとしたのだが、不慣れなことから失敗に終わっていた。しかしイギリスチームはこの失敗を失敗と認めず、逆に私たちの結果が間違っている証拠と考えていた。

その後も、異なる五、六チームがそれぞれ異なる検体で私たちの結果を確認したにもかかわらず、この発見が世界中で認められるまで一七年も待たなければならなかった！　特記すべきは、あのウィキペディアまで私たちの結果を拒絶していたことだ。

もう一つ興味深かったのは、そのあとドイツの研究チームが、ペスト患者の歯から取得したペスト菌のゲノムを、まるで新発見のように科学雑誌『ネイチャー』に発表したことだ。それ以前に、同じテーマで同じことを証明した文献が一七件も発表されていたのに、それらの引用もなしだった。さらにネットのSNSまでも、人口の三〇パーセントも殺した中世のペスト大流行の原因について、「ペスト菌」によるペストの存在をあくまで疑問視し、謎──「サスペンス」！──を保とうとしていた。またイギリスのBBCはわざわざ私たちのところへ来てインタビューし、間違っていたのは私たちで、中世のペストは「ペスト菌」が原因ではなかったと結論づけた。

現在、この論争はおさまっているが、科学的な事実がいかに危険にさらされているかがわかるだろう。

私たちのチームは診断ではすでに多くの実績を積んでいた。人類学的な評価にも異議はなかった。しかしこれが評価されたことで、原因が謎だった病気への恐怖が消え、それによって、空想的な小説を書くことも、その他の科学プロジェクトを提案することもできなくなった。サスペンスの信奉者が喜んだのも一時だった……。

流行病で危険なのはそれが引き起こす恐怖

ギニアのコナクリで最後にエボラ出血熱が流行したとき、私たちの恐怖心はものすごいものになっていた。安全なはずの研究所で出血熱ウイルスの一つ（マールブルク）に感染した例があったこと、エボラには治療法がなかったことなどから、このウイルスはきわめて安全な条件でも増殖すると思われた。

研究所の物理的な安全管理レベルは、世界基準で上から順にＰ４・Ｐ３・Ｐ２・Ｐ１と四段階あり、私たちの研究所はＰ３である。研究所の広さは一六〇〇平方メートルと広大で、内部に分離した形でＰ３＋《プラス》のスペースがあり、そこで私たちは「防護服」を着て仕事をする。リスクをなくすのに用心に越したことはないのだから。いずれにしろ、Ｐ４は最高レベルの研究所で、理論的には、研究所での操作による感染の可能性はないはずだ。私の考えでは、Ｐ４研究室はウイルスの増殖や、実験モデルの作成、あるいはワクチンの試作でウイルスを大量に生産する目的には、完全に条件を満たしている。しかしウイルスの分離なら、かなりのものがＰ３＋で十分だ。

一方、出血熱ウイルスの恐怖に怖気づく行政は、ここぞとばかりに規制を積み重ねてきた。こうしてすでに述べたように、私たちには危険と見なされたDNAウイルス〔デオキシリボ核酸を持つウイルス〕やRNAウイルス〔リボ核酸を持つウイルス〕を保持する権利がもうないのである。ということは、これらのウイルスの検査はもうできないということだ。

一方でRNAウイルスであれば、感染しても除去はわりと簡単だ。実際、ドイツでは商品化された検査キットがあるのだが、リスクがあるので誰も使用していないのが現実だ。したがって、すべてをP4の施設に送らなければならなくなる。

当時フランスではリヨンにP4研究室が一カ所あったので、診断のためには検体をリヨンに送り、結果を患者（感染のリスクがなくても中世のペスト患者のように扱われた）と一緒に待たなければならなかった。しかしそれでは物足りないとばかり、EU（欧州連合）は規制にさらにもう一項目を加え、診断の基本の血液検査という口実で、赤血球と白血球の確認、出血のあるなし、肝臓病の有無、点滴の必要性など、すべての検査をP4の施設で行なわなければならなくなった。つまり、治療自体ができなくなったのだ。こうしてEUでは、エボラを疑われた初期の患者は、ハンブルクでしか治療できなくなった。

規制にがんじがらめになった私たちは、真夏にとんでもない体験をした。不運な目にあったのはギニアからトゥーロンに帰ってきたアフリカ人で、彼の妻がマラリアにかかっていた。最初に行なわれた採血では、彼女は間違いなくマラリアだった。次いで、高熱とマラリアの症状しかなかった患者に対し、もしかしてエボラではないかという恐ろしい疑問が突きつけられた。状況は一転、周囲は騒然となった。というのも、フランスではエボラが疑われる患者の採血ができるのは、いくつかの専門病院だけだったからだ。その前に、同じ患者になんの問題もなく採血ができていたにもかかわらずである。

トゥーロンでできないとなれば、防護服を着たスタッフが患者をここマルセイユへ移送しなければならなかった。彼女はフランス語があまり話せず、夫も言葉が理解できず、なぜもう一度採血するのかわけがわからない。けれども採血まではマルセイユでできたのだが、ここには診断に必要な試薬があったにもかかわらず、私たちには検査をする権利がなかった。血液をリヨンのＰ４に送らなければならなかったのだ。これが簡単ではなかった。

季節は八月、ヴァカンスの大移動シーズンで、道路は数百キロも渋滞していた。知事はヘリコプターでの輸送を決断したのだが、折あしく、暴風雨に見舞われて離陸できなかった。最終的に、血液とともにスタッフ全員が車で出発、持ち帰った結果は……陰性だった！

この事態を受け、保健省総局は急遽、私たちのようなＰ３の施設でもルーチンの血液検査ができるようにしたのだが、しかし診断までは許可されなかった。私たちはギニアのエボラが隣国マリにも流行しはじめたのを見て、友好国のマリを援助するため、診断のためのキット一式と、安全に操作するためのフードを送った。これは公式にはＷＨＯ（世界保健機関）の勧告に反するものだった。この危機的な状況でそんなことをすると、医学上あってはならない危険な疾病を誘発するというわけだ。こうして、エボラの検査がコナクリでしかできないギニアでは、首都に行くのに何時間もかかる東部の住民は完全に検査の機会を奪われたのだった。

恐怖はバーチャルなだけではない、人を殺すこともある。エボラ出血熱の狂騒を体験して私が痛感したのは、拡散に限度があるこれらの流行病でいちばん危険なのは、その病気が引き起こす恐怖だった。この出来事では、みながみな重要な事実を忘れているようだった。それはこれら新興病の大部分は人畜感染症（動物からヒトに感染する可能性があるもの）で、それが人から人へ感染するのは、そのときの生活習慣やとくに生態系が適合しているときだけということだ。つまり、あるウイルスがパンデミックになる確率はきわめて低いのである。これについてはまたあとで述べることにしよう。

けれども、いまや出血熱で恐怖がパニックをまき散らすようなことはもう見られず、さらにはその影響力も小さくなって、病気自体がそう怖いものではなくなったように見える。なぜだろう？　それはその恐怖がより最近の、新たな恐怖にとって代わったからである。

原注

（3）Drancourt M., Aboudharam G., Signoli M., Dutour O., Raoult D. *Detection of 400-year-old Yersinia pestis DNA in human dental pulp: an approach to the diagnosis of ancient septicemia. Proc. Natl Acad. Sci. USA*, octobre1998.

5　呼吸器感染症——SARS：過剰なパニック、インフルエンザ：適切な治療法への認識不足

SARSの謎

私の報告書が保健省内で回覧されていた二〇〇三年、形式だけで受諾される前にSARS（重症急性呼吸器症候群）が現われた。SARSは新しいウイルス、コロナウイルスの一種によるものだった。新ウイルスの出現に省全体があわてふためき、私の報告書が読み直された。そこには今後予想される重大な危険として、呼吸器系の新しいウイルスが現われることや、インフルエンザはウイルスの変異でより感染力が強く重症化することがあげられ、重要なリスクの一つとして対策を準備しておくべきだと提案されていた。世間は予言が大好きということも手伝って、私は保健省内で名誉を回復した。私は予言者のように思われたのだ。

ところでＳＡＲＳはなぜ出現したのかわからず、二〇〇三年八月に突然消滅した理由もいまもってわからないのだが、それにしては過剰なほどのパニックを引き起こした。おそらくこの病気は季節性ではなかったのだろう。感染者数は相対的に少なく、死者数は世界全体でも八〇〇人ほど。対して当時は、ウイルス性・細菌性による呼吸器感染症の死者数は年に四〇〇万から五〇〇万人もいた。ＳＡＲＳは多くの研究や、あとで述べるがワクチンの開発計画の対象になり、大量の科学出版物が発表されて、そのなかには国際的に評価の高い雑誌も含まれていた。

それほど世間で騒がれたにもかかわらず、ＳＡＲＳ後にあぶり出された疑問点はそのままだ。一つは、疫学者や数理モデル化する学者によって使われる感染率には、はっきり言って何の意味もないということだ。人間は機械のように決まったリズムでウイルスをまわりにうつさない。現在わかっているのは、子供は大人より何倍も呼吸器感染症をうつしやすく、咳や痰《たん》に含まれるウイルスは大人よりも多いということだ。また、子供は大人よりも子供同士のあいだで感染しやすいこともわかっている。というのも、子供と大人では社会的、身体的な交わり方が違うからである。子供たちは洟《はな》をかみ、ふざけあって触れあい、集団で接触する。さらに、感染させる人のなかには、英語で「スーパースプレッダー」といって、多くの人にうつす人がいるのもわかっている。

いまわかっているのは、ＳＡＲＳが中国から拡散しはじめる元となった香港のホテルにスーパースプレッダーが一人いて、一〇〇人近くの人に感染させたということだ。しかしその感染経路もはっきりしていない。というのも、数年後に明らかになったのは、感染者のうちの何人かは問題のホテルの周囲一〇〇メートル以内で生活し、ホテルに行ったこともなければ、ホテルの客と直接接触したこともなかったということだ。したがって、このウイルスの感染経路は謎のまま……なのである。

ところでこのＳＡＲＳは、二〇二〇年現在、中国発の新型コロナウイルスが世界中にパニックをもたらしているのを見ると、とりわけ強烈な記憶を残したといえるだろう。しかし忘れていけないのは、ＳＡＲＳは突然出現し（これはコウモリのウイルス）、そしてまた突然消滅したことである！

インフルエンザ――怖がるのは正しいけれど、適切な治療法が知られていない

インフルエンザもまた、二十世紀に悪害の代表のような記憶を残した。というのも、いわゆる「スペイン風邪」（事実は一九一七年にアメリカで発生）が多くの人を殺したからだ。この流行病では多くの若者、とりわけ兵士が亡くなった。世界中での死者は四〇〇〇万人とも言われている。

スペイン風邪が当初あれほど深刻になった原因は確定されていないが、その代わりわかっていることがある。それも二〇〇八年以降なのだが、アメリカに保存されていた解剖分析で、犠牲者の九七パーセントは細菌による二次感染で亡くなったということだ。結局二〇〇八年以降、はっきりしているのは、単発のインフルエンザはスペイン風邪のようには多くの死者を出さないということだ。なぜなら現在、二次感染の細菌には効果のある抗生物質があるからだ。それらの細菌はたとえば、肺炎レンサ球菌（これにはワクチンがある）、レンサ球菌、インフルエンザ菌（インフルエンザはウイルスなので、これは二次感染を引き起こす菌）、そして黄色ブドウ球菌などである。加えてこれらは、麻疹《はしか》が重症化したときに感染して死因となる細菌と同じで、このケースは治療法や抗

生物質が不足する貧困国で多く見られるものである。

それはそれとして、インフルエンザは不安を与える大きな病気の一つであることに変わりはなく、とくにこのウイルスが変化しやすいことを考えれば、怖がって正しいと言える。これで説明がつくのが、ワクチン製造が毎年見直され、そのワクチンには製造する前に出回っている最新のウイルスも混ぜられるということだ。そしてこのワクチンの効果は、その年に流行するウイルスによってムラがあり、必ずしも予測どおりにいかないということだ。

一方で評価できることもある。インフルエンザとの闘いが現在、国によって興味深い展開になっていることだ。政策としてワクチンの接種に力を入れる国では、この病気を媒介するのは集団で生活する年齢の低い子供たちで、彼らはまたワクチンが効きやすいこともわかっている。だから子供が社会生活を始める当初にワクチンを接種すれば、彼らを守ることができ（いまでも毎年、幼い子供がインフルエンザで亡くなっている）、それによって周囲の人も守られるということだ。事実、フランスでのワクチン接種を見ると、年齢が進むにつれて効果が薄れることが多く、十歳ごとにワクチン効果が目に見えて低下し、実際、七十歳以降になるとどんどん効かなくなってくる。

したがって、高齢者を守るには、幼児にワクチンを接種しなければならないのである。

このことを証明したのが日本で、政策として小学校入学前のいっせいワクチン接種を廃止した結果、高齢者のインフルエンザが目に見えて増えてしまった。ちなみにイギリスやアメリカでは、このワクチン接種を子供に勧告しているが、フランスでは誰も話題にさえしていない。また、インフルエンザにかかっているあいだの細菌性感染の予防にも、重いインフルエンザと診断された場合、肺炎レンサ球菌のワクチンを接種することで効果のあることが実証されている。実際のところ、重いインフルエンザと診断されるケースは、二次感染であることが多いのである。

ここで強調したいのは、インフルエンザウイルスに対するワクチンは長年、鶏の受精卵に感染させて製造されていたことだ。この方法はきわめて経済的かつ生産性も高く、長らくインフルエンザウイルスのワクチン接種の基本となっていた。これについてもあとで述べることにしよう……。

恐怖をあおる本がパニックを引き起こした

ＳＡＲＳはしたがって、けた外れの恐怖をあおったことになり、そのあとを継いだのがチクングニア熱騒動で、インフルエンザの不安も最近はどんどん高まっている。

私が感染症についての本を初めて出版したのは一九九九年（『新しい感染病』コレクション・クセジュ、フランス大学出版局）で、次にリーニュ・ド・ルペール社からの依頼で書いたのが、新しい感染症についての本だった（『感染症の新たなリスク――インフルエンザ、ＳＡＲＳそしてその後は？』二〇〇五年）。この本はインフルエンザやその他の新興病の相対的なリスクに重きをおき、感情にかられず、過度に楽観的にならずに書いたものだ。

ところが、この本では恐怖どころか、メディアの反響も盛りあげることができず、売れたのはわずか二〇〇〇部だった。同時期、この世の終わりのような本――『流行病――大いなる脅威』（ファイヤール社刊、二〇〇五年）――が出版された。著者は同僚で私が尊敬している呼吸器専門のフランソワ・ブリケール教授だ。本の帯には恐怖をあおる「インフルエンザとフランスの将来、五〇万人の死者？」の文字が躍り、実際、この本はパニックを引き起こして大きな反響を呼んだ。私の本に比べれば大成功だった。

余談だが、私が本のプロモーションでテレビに出演したとき、信じられないほどシュールな体験をした。フレッド・ヴァルガスというミステリー小説の人気作家がコメンテーターとして同席していたのだが、彼女はインフルエンザから身を守るのに、中世のペスト流行時に医者が着ていたような大げさな服装をすすめていた。私の思い違いでなければ、ウイルス対策のためにケーウェイのような防水加工のウィンドブレーカーを買うよう、強い調子でまわりのスタッフを言いくるめていた。あとのことは忘れたが、そのことだけは覚えている。

いずれにしろ、インフルエンザの恐怖は本があおっただけで、それ以上の意味はなかった。というのも、医療の進歩と抗生物質のおかげで、かつては大量の死者を連想させた事態はもう起こるはずがなかったからである。それとは別にここ数年のあいだ、集中治療ではエクモと呼ばれる体外式模型人工肺装置が開発され、多くの人の命を救ってきた。これはたとえば心臓手術のときに、患者の血液を体外に抜きだして循環させ、組織が回復するのを待つというものだ。結局、現在の医療技術によって、少し前までは亡くなっていた人、あるいは、これらの装置がない国ではいまなお亡くなっている人たちが救われているのである。

それでも、不安をあおる話には事欠かず、世も終わりのような雰囲気をつくってきたのは残念だ。

6　鳥インフルエンザ——幻想だった恐怖

世界が怯えた鳥インフルエンザ

鳥インフルエンザの恐怖に世界が怯えてしまった感情を理解するには、インフルエンザウイルスが変化するメカニズムを少し整理する必要があるだろう。インフルエンザウイルスはA型、B型、C型……とあるが、なかで最もありふれているのはA型で、これはおもに二つのタンパク質で構成されている。Hと呼ばれるヘマグルチニンと、Nと呼ばれるノイラミニダーゼだ。こうして、初めて識別されたスペイン風邪のウイルスはH1N1と呼ばれ、二つのタンパク質が変化したその他のウイルスは順番に数字をつけて呼ばれるようになった。

インフルエンザウイルスにはある特徴がある。それはRNA〔前述。リボ核酸〕ウイルス（DNAではない〔DNAはデオキシリボ核酸〕）で、つまりきわめて変化しやすいということだ。さらに、それが八つの分節に分かれており、そのなかで配列替えが起こってモザイク状のウイルスをつくることがある。これもまた大きく変化しやすい理由である。ウイルスは鳥類、とりわけ家禽《かきん》類の体内で増殖し、とくにアジアの集約型養鶏場は、異なるウイルスとの遺伝子再集合が起こるには絶好の条件で、動物のあいだで大きな流行病（動物間流行病という）が発生しやすくなる。

普通は、これらのウイルスは鳥類に固有のものなのだが、時にほかの動物、さらには人間にも感染する。しかし鳥類から人間の場合、一般には病気はほかの人間には感染しない。人間が動物から感染する状況はこれと異なり、その場合は人畜感染症と言われている。こうして鳥のウイルスは、とくにアジアで一緒に飼われることが多い豚に感染することがある。そうして豚のあいだで遺伝子再集合が起こって新しいウイルスがつくられ、これがほかの豚に感染するのである。ところで、豚のウイルスが人間に飛ぶケースは、鳥類からじかに人間に飛ぶケースより何倍も多く、しかも何倍も簡単だ。

こうして、大きく変異したインフルエンザウイルスでよくあるのが、鳥で遺伝子再集合が起きたウイルスが豚に感染し→その豚が感染源となって人間に感染→そこでほかの人間に感染するウイルスに変異する、という経路をたどっていることだ。この現象はすでに発生しており、今後も再発するのは確実である。

二〇〇四年、鳥に毒性の強いウイルス株が現われ、H5N1（日本では鳥インフルエンザA）と認定された。この株はあっという間に世界中に伝播し、一部の渡り鳥は無症状のまま病気を運んでいくことになった。そのなかにいたのがカモである。

この鳥インフルエンザAは一種の狂乱を引き起こすことになった。要因はいくつかあった。一つは、世界中がこのインフルエンザによる大惨事を予想したこと。もう一つは、鳥の流行病の専門医は獣医で、種間のバリア、つまりウイルスが鳥から人間にうつる点について医師とは異なる視点を持っていたことである。そして最後は、すべてが実験モデルを元にしていたことで、人が想定すればどんな仮定を突きつけてもそれを肯定する結果になる可能性があったことだ。我こそはという専門家が、それぞれ異なる仮定の実験結果を競うように発表したらどうなるか？　その結果、WHOは情報に振りまわされて大混乱、ついにはパンデミックを宣言し、世界中を大混乱におとしいれたのである。

WHOは警告をあおる元凶

実際は、二〇〇八年までの鳥インフルエンザAによる死者は、世界で三五〇人以下、しかもおもにアジアで、ヨーロッパの先進国、とくにフランスではゼロだった。しかし本当のところ鳥インフルエンザAは、ヨーロッパ各国の上層部を含めて、世界中を恐怖で震えあがらせるには十分だったといえるだろう。この恐怖を一時的に抑えるということは、一方で本当の問題を突きつけられることになるからだ。

というのも、このウイルスが殺すのは鳥、とくに鶏と卵の胚である。ということは、受精卵を使った普通のインフルエンザワクチンは製造できないということだ。そうなると、代わりの方法を見つけなければならなくなる。そしてこの代替案は公共サービスとして出資されなければならないものだ。というのも、ワクチン市場は政府の決断に完全に縛られているからだ。どの研究所も、ワクチンが公共サービスによって購入されるか勧告される保証がなければ、開発に乗りだすことはできないのである。とくにフランスでは、勧告は健康保険での払い戻しを意味する。

また、ワクチン接種によって免疫を得るためには、大量のウイルスを取得しなければばならないのだが、受精卵が使えないとなると、生体から分離した細胞で培養（＝細胞培養）しなければならなくなる。ところがこれは受精卵に比べて収量率がきわめて低いうえ、コストがより高くなる。おまけに人間の場合は免疫力がついても弱く、そのため鳥インフルエンザＡの予防には、高価なワクチン製造に加えて、ワクチンの力を増強するアジュバント（このワクチンが痛いのはアジュバントによる）という免疫補助剤を添加することになる。そしてアジュバントを使用する場合、インフルエンザワクチンなら一回の注射ですむところ、有効性を得るために二回も注射しなければならないのだ。

こうして、幻想に終わった病気のなかでも、鳥インフルエンザＡは例外中の例外となった。なぜなら、ヨーロッパでは死者が出なかったうえに、フランスではまったく無意味なワクチンに大金を投入することになったからである。さらに、もともとは人間に感染しないウイルス株のワクチンを使って、その株が変異したものを防ぐとは、科学的根拠としては非常識もはなはだしく、当惑せざるをえないのである。

鳥インフルエンザＡではワクチン騒動に加え、このときの偽りのパンデミック宣言で重要な役割を演じたのが、当時のＷＨＯ事務局長で香港人のマーガレット・チャン

（陳馮富珍）だった。彼女が警告を発信しつづけたことで、それまであまり目立たなかったこの国際組織はいちやく注目されるようになり、それを機に、流行病が発生するたびに警告をあおる元凶になるのである。実際WHOは以降、その時点の恐怖に同調することで注目を集め、そうして資金を呼びかけて、運営を継続できるようになっていくのである。ちなみにこの組織を構成するのは専門家ではなく、世界各国の代表にすぎない。そしてそこに参加するのは、あらゆる種類の研究機関で、もちろん金銭的な恩恵にあずかるためである。

制御不能となった過剰な騒ぎ

二〇一三年、中国で報告されたH7N9〔日本では新型鳥インフルエンザ〕は、新型で毒性の強い鳥ウイルスである。このときもまた、当初は誇張されて大騒ぎになったのだが、しかしこれまで人畜感染症の段階を超えたことはなかった。つまり報告されたのは、鳥から直接感染したケースだけだった。そしてこれも春に始まったのが、あっという間に消えてしまった。患者はおもに養鶏場で生活しているか、訪れた人だった。

中国ではその後二〇一六年の秋に、数件の再発が見られただけである。全体では、H5N1鳥インフルエンザAの死者が三五〇人、H7N9新型鳥インフルエンザは二五〇人で、先進国ではヨーロッパでもアメリカでもゼロだった。ここでもまたアジア東部に限定されている。

この二つの鳥インフルエンザ事件では、さまざまなことが明らかになる。まず、大規模な養鶏場の環境条件は、流行病（動物間流行病）の出現を助長し、これら養鶏場が一挙に増加すると、新しい人畜感染症が現われるリスクになるということだ。こうして、動物が密な状態で多数生息する集団では、新しい病気が頻繁に現われることになる。これがアジアやヨーロッパの養鶏や養豚のケースである。そして自然界では、一つの洞窟内に数千の個体が集団で生息する齧歯《げっし》類やコウモリのケースである。これで説明できるのが、ヨーロッパでは集約飼育の鶏や豚に、人間の細菌と同じ遺伝子の大腸菌や黄色ブドウ球菌、エンテロコッカス菌による流行病が蔓延していることだ！　ウイルスにとって人間と同じ標的である動物が密にいる条件は、流行病が拡散するには絶好なのである。

鳥インフルエンザではまた、WHOやメディアの過剰な騒ぎも明らかになった。万人共通の病気になるはずだったものが、結局はそうならなかった。なぜなら人から人へ感染する病気にならなかったからである。また、そのときに引き起こされたパニックや、数理モデルが予告した大惨事に備えての特別な出費など、あとになって考えると馬鹿騒ぎだったのはもちろんだ。

さらに、二つの鳥インフルエンザによる死者数五〇〇人と、呼吸器感染による死者がその前の一五年間、毎年四〇〇万から五〇〇万人なのを比べると、馬鹿を通りこして笑いだしたくなる。さらにこの騒動に拍車をかけたのが、一部の責任者の感情の動きで、最初は大惨事を否定していた（私が見たところ）のが一転、世の終末から人類を救わなければならないという感情になったことだ。毎度のことだが、これらの責任者は現実に適合した対応ができないようだ。

最後に、なんであれよかったのは、研究発展のためにEUやアメリカの研究機関からかなりの額の資金援助があったことだ。

こうして、この分野ではワクチンの開発がより進み、医薬品の発見も大幅に増え、科学誌の発行部数も増えニュースの視聴率も高くなった。これらすべてが一緒になった結果、すべてが制御不能になってしまった。そうして経済がアンバランスになったのに加え、その影響で少なくともフランスでは、新しい病気に対するワクチン政策に重大な結果をもたらすことになるのである。今度は本当の病気、本物のインフルエンザH1N1だった。

7 H1N1危機――二〇〇九年新型インフルエンザ

天変地異のように思われた新型インフルエンザ

鳥インフルエンザをきっかけに、世間ではスペイン風邪の記憶がよみがえった。そうして大災害の関連本が次々と出版され、世界が新しい危機に準備万端になったところに現われたのが、H1N1型インフルエンザ、日本名二〇〇九年新型インフルエンザだった。インフルエンザには型が二つある。A型とB型だ。A型のなかでもH1N1はスペイン風邪以来出回っていなかった。このとき流行が始まったのはメキシコで、ずっと昔に消えたと思われていた変形ウイルス、H1N1型インフルエンザが発生したのが発端だった（当時最も出回っていたのはH3N2）。

例によって、最初に注目されたのは死亡するケースで、当初発表された死亡率はものすごく、感染源は豚のようだった。それだから最初は豚インフルエンザ、あるいはメキシコインフルエンザと呼ばれていた。面白いのは、拡散しはじめたのが春と夏で、普通は冬に発生するインフルエンザとは違っていたのだが、しかしこれはパンデミックではありうることで、それほど未知だらけの病気だということだ。たとえば、スペイン風邪（一九一八〜一九年）も香港風邪（一九六八年）も夏に始まっている。ちなみにこの二つは、インフルエンザの流行で最も死者を出したものだった。

したがってこのときは、世界中がこの新しいインフルエンザと闘う準備ができていた。獣医でありながらウイルス学者として名を馳せるオランダのアブ・オステルハウスは、実験モデル（完全なものは何もないから）を信頼したうえで、病原菌の豚ウイルスはスペイン風邪の「大型」ウイルスと、普通のウイルスの中間であることを明らかにした。フェレットでの動物実験により、感染は肺にまで達した（気管支より先）ことから、死亡率がかなり高いことも実証された。これに尾ひれがつき、新型インフルエンザに天変地異のイメージがついていった。

対策には現場の医師からの報告を重視

フランスでは、当時のサルコジ大統領自らが統率に乗りだし、それを補佐したのが保健大臣でのちにテレビキャスターになるロゼリーヌ・バシュロ〔現マクロン政権第二次内閣で文化大臣〕だった。一方、全国医師評議会のザッタラ教授から、この件で早急に機関紙に一筆書くよう頼まれた私は、この時点でわかっていたことを考慮に入れ（人々は、スペイン風邪での死者は細菌の二次感染によることをすでに知っていた）、細菌の二次感染を防ぐために全年齢を対象とした抗肺炎レンサ球菌のワクチン接種と、重症の場合は抗生物質の処方を推奨する記事を書いた。また、ワクチン接種を広く行なうために、一般の開業医に頼ることも提案した。私が書いた一言のおかげで、抗肺炎レンサ球菌ワクチンは在庫切れになった！　しかし国は、流行病に対して兵士のいない戦争のように対応、これがうまくいくわけがなく、現実というよりコンピュータゲームのようになっていくのである。

実際のところ、国は第一線で必要とされる開業医に協力を依頼しない方向で事を進めていた。一方で、鳥インフルエンザの狂乱が尾を引き、現実に出回っているウイルスにはまったく合わないワクチン戦略が進展していた。しかしこれはごく普通のヒトインフルエンザウイルスで、受精卵で簡単に培養でき、早急に安価なワクチンが製造できるものだった。それなのに、私たちは過熱した鳥インフルエンザ騒動の影響からまだ抜け出せず、今回も大変な事態だと思いこんでいた。そうして勇み足から、普通のインフルエンザには機能しないワクチン政策を採用したのである。

ワクチンは高価になり、二度の注射が必要で、しかもアジュバントの使用で痛い注射になるはずだった。それらが緊急に製造され、おまけに製品のアンプル〔注射剤を入れる容器〕は一人用ではなく、一〇本単位のセットでストックされた。政権の上層部は、民間の開業医は一〇本セットのアンプルは数的にみて使いこなせないとふんだようだ。こうして、一般向けのワクチン接種が公共の場で、しかも対象者が感染しているかどうかの検査もうやむやのまま行なわれることになった。

ところがその真っ最中の二〇〇九年七月、権威ある医学誌『ニュー・イングランド・ジャーナル・オブ・メディシン』が、従来の一回のワクチン注射で十分に対応できるという記事を発表した。やはりよくあるヒトインフルエンザウイルスだったのだ！　二回目の注射をする必要はなかったのである。その記事ではまた、感染リスクが高いのは妊婦と肥満の人であることも確認されていた。

いずれにしても当初から驚きだったのは、普通のインフルエンザと違って、高齢者より若者のほうが感染していることだった。私はこのテーマでまわりにいる保健省関連の知り合いに接触を試みたのだが、協力はまったく得られなかった。

それにもかかわらずフランスでは、アジュバントを添加する新しいワクチン接種が引きつづき実施されていたことから、公衆衛生高等評議会のメンバーの一人が、慎重には慎重を期すという原則をかかげ、妊婦へのワクチン接種を禁止した。これは妊婦が感染リスクの高い集団に入っていることを考えると、信じられない措置だった。インフルエンザは最も怖い病気の一つで、へたをすると死亡することもあり、妊婦には最優先にワクチンをしなければならないはずだった。

このことで明らかになるのは、会議では、誰か一人が高圧的な話し方をするだけで、まわりが十分な見識を持っていないと、ありえない政策が通ってしまうということだ。この間違った措置が破棄されるまでにはかなりの時間がかかった。というのも決定権者は誰も、最新の科学文献の知識による冷静な視点を持ちあわせていないからである。

ところで、流行病の危険があるときに最も重要なのは、日々の現実についての正しい知識を、公式の政策会議からではなく、観察に基づいて実際に仕事している人からの報告から得ることである。

このインフルエンザは夏の間中、感染するケースが続き、これは温帯の国としては驚くべきことだった。念のために繰り返すが、温帯の国ではインフルエンザが猛威をふるうのは寒い月だけである。それなのにこのときは暑い国では一年中、熱帯の夏に相当する雨季にはさらに猛威をふるった。実際のところ、インフルエンザが季節によって変化する原因も、ほかの感染症の原因もじつは誰にもわかっていない。この年、H1N1新型インフルエンザがピークに達したのは秋だった。

そして私たちはこの時点から、この病気の危険度と、寒い季節にさらに増えることを正しく認識しており、ヨーロッパで冬が始まるのを恐れていた。毎年、冬になるとインフルエンザがさらに増えるからだ。私たちの手元には南半球のニュージーランドの分析結果もあった。それによると、冬を体験したばかりの国がH1N1新型インフルエンザの流行に襲われていた。だから私たちはこれらの数字を基に、この流行に対処するために必要なベッド数を冷静に算定することができた。

マルセイユのような規模の都市では、ニュージーランドのケースを参考に、私が算定した必要なベッド数は、入院患者の平均日数を考えて一〇床、それとは別に、重症患者のために特別な装置エクモを装備した蘇生用が数床だった。対して国の見方は、インフルエンザを相手に世界大戦でもしているようだった。マルセイユに通告してきたのは、病院を改装して七〇〇床の入院用ベッドを準備しろの一点張り。これでは最初から作戦負けだった！　現実は、私たちが必要としたベッドは一〇床にもならず、しかし用意していたのは七〇〇床、これはリスクに見合わないどころか、核戦争を想定しているようだった！

一方、予防のワクチン対策で医師を排除してしまったことで、多くの開業医が蚊帳《かや》の外に置かれることになった。これではいけないと思った私は、マルセイユの開業医を集めて特別講義を行ない（もう長く経験していなかったのだが）、政府の決定には不満だろうが、インフルエンザのリスクから住民を守るために、彼らの力がぜひとも必要であることを訴えた。もちろん、閉鎖された病院を改装して準備された七〇〇床のベッドは、一度も使われることがなかった。

感染しやすいのは常軌を逸した恐怖

なによりも不思議だったのは、ヨーロッパでは、感染が冬のはじめにピタリと止まってしまったことである。クリスマスのちょうど前だ。あれほど大騒ぎしたこの年、残りの冬はH1N1新型インフルエンザの感染が一件もなかった。流行病は私たちの予測など気にしていないのだ。このインフルエンザはいまも多くの謎が残ったままである。その他多くの感染症もそうであるように、複雑な生態系と無数のパラメータがからむ病気の場合、数理モデルの対象にも、正確な予想の対象にもなりえないのである。

いずれにしろ、この新型インフルエンザでは、高価な二重ワクチンを注文して大金を浪費したことがスキャンダルになった！　このとき私は上院議員委員会で意見を述べる機会があった。私たちは七月から、一人に二度のワクチンなど必要がないことを訴えていた。そのときの発言がきっかけとなって、国が医薬品業界に操作されていたと非難轟々のセンセーションが巻き起こったのだ。そしてそのことが原因で、フランスではワクチン全体、とくにインフルエンザのワクチン接種に大きな不信感が生まれた。現在、このワクチン接種は目に見えて減っている。

　それとは別に、私たちは面白い方法で、インフルエンザのワクチン接種に賛同する医療関係者を分析していた。マルセイユの病院では、習慣として普通は十一月にスタッフにワクチン接種をするのだが、そのときに聞いて調査していたというわけだ。それによると、全体的に医師はおおむね賛同（不思議なのは免疫学者以外）、看護師もおおむね賛同で、やや消極的な賛同が保健師と、治療に直接かかわらないスタッフだった。これまで実施したワクチン接種キャンペーンで最悪だったのは、このときのH1N1新型インフルエンザのワクチンで、その期間中は医療スタッフから大量に拒否され、そのときの落ち込みをいまだ完全には取り戻せないでいる。このことからもわかるように、もし対策を失敗して無視できない結果になった場合、その代償は長引き、当時の責任者がいなくなっても続くということだろう。

　フランス人のワクチンに対する不信感には根強いものがあるが、その一部は二つの出来事が関係している。一つは一九九八年、当時の首相付書記官ベルナール・クシュネルが、科学的根拠が曖昧なまま、中学校で制度的に実施されていたB型肝炎のワクチン接種をいったん停止したことと、もう一つが、このH1N1新型インフルエンザ

ワクチンのスキャンダルである。(4)

次にワクチン接種で面白いのは、情報源とワクチン接種の受け入れに相関関係が見られることである。医学雑誌を読む人たちは大半がワクチン接種に賛成だったのに対し、情報をSNSに求める人たちは大半が反対だった。これも公表されている。

最後に、この新しいワクチン接種の副作用については、まだ知られていないことがあった。推定されるリスク、とくによく言われる神経疾患には裏付けがない。恐れられていたのは、手足に麻痺《まひ》やしびれが現われるギラン・バレー症候群という病気だった。あとでわかったのは、インフルエンザワクチンを接種しなかった人のほうが、接種した人よりインフルエンザにも、ギアン・バレー症候群にもなりやすいということだった。

その代わり、この新しいワクチンと確実に関係のある新しい病気が現われた。ナルコレプシー〔居眠り病〕という、非常に珍しい病気である。この病気にかかると自然に眠ってしまうのだ。これまでワクチンとは関係がなかったこの病気が発見されたのは、フィンランドの一人の医師によってだった。よくあることだが、新しい発見は大勢の集団より、好奇心旺盛な個人によってなされることが多いのだ。また、普通ではない例外的な要因を観察することでも発見がある。

それよりなにより、行政や個人の常軌を逸した興奮、ギリシャ語で「ヒュビリス」と呼ばれるものは、私たちの時代の特徴である。現代はいわゆる「古い軍隊の穏やかさ」が欠けていると言えばわかるだろうか？　つまり、昔の軍隊ではこのような状況が日常的にあったのだが、軍人たちはそれを真面目にとらえつつも、冷静さを失わなかった。全員が指導層を冷静に観察し、真面目に対処しているか、取り乱していないかを見ていたのである。なぜなら、恐怖はなによりも感染しやすいからである。現代人にはその冷静さが欠けている。ここで改めてもう一回言うが、H1N1新型インフルエンザに関しては、流行の当初、ほかのなによりも危険だったのは常軌を逸した恐怖だった。

免疫の記憶が高齢者を守る

最後に、この新型インフルエンザでは不思議な現象が見られた。六十歳以上の高齢者がほとんどインフルエンザにかからず、それによって全体の死亡率も相対的に低かったことだ（全体ではやはり一〇万人から三〇万人が死んでいるが、これは世界を震撼させた人畜感染症に比べると圧倒的に少ない）。そしてこの死亡率は、普通の季節性インフルエンザによる死亡率をも上回らなかった。六十歳以上の高齢者に感染者がいなかったのはおそらく、一九七〇年代にロシアで発生したＨ１Ｎ１ウイルスがヨーロッパにも循環していたことと関係があるだろう。それによって当時若者だった人に免疫がつき、この免疫の記憶が六十歳以上の高齢者を新しいウイルスから守ったのだろう。この年齢の人たちはある種、自然のワクチンを受けていたのだ。さらにいうなら、一九七八～七九年のワクチンにはこのウイルスが含まれていた。

原注

（4）Didier Raoult et Olivia Recasens, *La Vérité sur les vaccins*, Michel Lafon, 2018.

8　コロナウイルス

インフルエンザこそが重要なのだ、愚か者！

コロナウイルス（ラテン語で王冠を意味するコロナから）は非常に大きなグループで、王冠をつけた形にきわめて似ていることからこの名前がつけられている。同類のウイルスは自然界に広く拡散し、鳥類にも哺乳類にも感染して、一部は人から人にも感染する。人から人への感染はよくあり、時に殺すこともあるのだが、メディアや世界中の保健機関からは完全に無視されている。これは不思議で仕方がない。というのもコロナウイルスは、ウイルス性呼吸器感染症の原因の三番目だからだ。

これらのウイルスの特徴は、RNA型ウイルスでは最も大きく、したがってきわめて変異しやすいということだ。人では上部呼吸器——とくに気管支——感染と、下痢を起こすウイルスとして、以前から知られていた。診断は電子顕微鏡で行なわれ、王冠のある大型ウイルスという独特の形から確認されていた。

コロナウイルスの歴史が始まったのは一九六五年、イギリスのウイルス学者タイレルとバイノーが、風邪の症状がある男児から分離した一つのウイルスを新種と認定したときだ。このウイルスは229Eと呼ばれた。その後すぐ、やはりウイルス学者のマッキントッシュが、呼吸器から検体を採取したとき、形が非常に近い別のウイルスを見つけ、これはOC43と呼ばれたのだが、一九七六年、このグループをまとめてコロナウイルスと呼ぶことになった。したがって以降、その存在はよく知られていたのだが、しかし診断は培養によってしかできず、難しいところがあった。それが場所まで推定できるようになったのがつい最近、分子による診断ができるようになってからである。

それを機に、多くのコロナウイルスがさまざまな動物で発見されるようになった。人の病気で三番目に発見されたコロナウイルスは二〇〇三年のSARS《サーズ》で、これは前述したように、二〇〇三年夏に突然終息する前に八八〇〇人の死者を出した。その後、コロナウイルス・グループで新しい呼吸器系ウイルスが見つかったのは二〇〇四年、

NL63とHKU1だった。

次いで、これらのウイルスまたは近いウイルスが動物から分離された。サウジアラビアのコロナウイルスであるMERS《マーズ》コロナ〔中東呼吸器症候群〕が発見されたのは二〇一二年、一人の患者がジッダの病院に入院したときだった。検体がオランダのウイルス学者オステルハウス（前述）の研究所に送られ、そこでこの新しいコロナウイルスが分離された。そして最後が二〇一九年、中国で分離されたコロナウイルスだ。このことからも大きなグループであることがわかるだろう。

SARSとMERSコロナ、そして最新の中国発COVID－19（新型コロナウイルス）は、人の感染症として持続的に定着しないのに対し、最初の四つはごく普通の感染症として扱われている。この現象についてはあとで述べよう、なぜなら、ごく普通と思われている四つのウイルスが、ここ一〇年間、世界に恐怖をまき散らした三つのウイルスより、よほど多くの死者を出しているように見えるからである。

たとえば、5章ですでに触れたSARSは、おもに東アジアにとどまっており、例外がトロントで広まった謎の流行で、これは香港からの一人の旅行者による院内感染だった。これもおそらく一人の「スーパースプレッダー」によるものだったのだろう。

トロントでは、流行初期の対策（マスクと手袋と防護服の着用）が功を奏し、病院内で感染を止めることができている。

ＭＥＲＳコロナに関しては、このときもこのウイルスが発生源から外へ感染するリスクがあったことから、世界中が大騒ぎになった。実際のところは、ウイルスを保有するラクダによる人畜感染症である。ただし、ウイルスを保有するラクダは周辺地域にもいるのに、なぜサウジアラビアだけで感染ケースが出たのかはわからず、そこで推測されるのが媒介主の存在だった。

私が現地に行って立てた仮説はヒヒだ。サウジアラビアにはじつに多くのヒヒが生息し、ラクダと交わりあい、都市周辺で信じられないほどの大きな群れになっていた（数百匹の動物）。これらのヒヒはまさに集団を形成し、驚くべき習性を持っていた。たとえば犬を仲間に入れ、番犬のようにしていたのだ！　この現象はまったく未知のもので、私がサウジアラビアへ検体の採取に行かなければわからないことだった。

あまり知られていないが、これ以上ないほど納得できる仮説もある。私たちが推測したのは、メッカを訪れた巡礼者のなかに、偶発的ではあっても、ＭＥＲＳコロナの保有者がいた可能性だ。こう推測したのは、私たちには彼らがインフルエンザの保有者であることがすでにわかっていたこともある。

ここで少し掘り下げて、メッカの巡礼者に注目してみると面白いだろう。なにしろ世界中から人がやって来る。インフルエンザがすでに流行している国、とくに夏に西アフリカから来る巡礼者は、たとえばフランスに帰国する人に感染させることがある。しかしフランスでは二次的な感染は起こらない。というのも、理由はよくわからないが、フランスではインフルエンザの流行でなにより重要なのは気候条件、その季節以外には流行しないのだ。

いずれにしろ、私たちが見つけたのはインフルエンザの一次的なケースだけで、ごくありふれた呼吸器感染だった。私はこれを論文にし、「メッカの巡礼から帰って。インフルエンザこそが重要なのだ、愚か者！」というタイトルをつけた（二〇一四年）。複雑で、計算どおりいかないことを説明するのに、ビル・クリントンの有名な言い回し「経済こそが重要なのだ、愚か者！」を借用したというわけだ。

しかしこの論文は、標的にされたと思った同僚たちから厳しい非難を受けることになった。というのも、彼らはＭＥＲＳコロナはグローバル化するという考えに凝り固まっていたからだ。ところでそのＭＥＲＳコロナは発生源のサウジアラビア周辺にとどまったままで、私たちが二次的な大流行を確認できたのは唯一、入院する患者が多かった韓国のみだった。

このときもまた、病気が感染する原因も、感染した理由も解明されないままだった。そして終息してしまった。ラクダに関係があり、実際は地方病に似ていたMERSコロナは、とくに医療従事者が感染を避けるために最低限の対策をしてからは、一定の間隔で減少していった。それでも、世界中がMERSコロナに震えあがった。WHOはまたもや騒動に火をつけ、サウジアラビアの保健行政責任者は科学誌で公に責任を追及されて罷免に追いこまれた。そのなかにはアメリカの科学誌『サイエンス』が、サウジアラビア政府による、アメリカが要請したスポンサー付き研究員の現地入り拒否と、情報の隠蔽《いんぺい》を非難する記事もあった。

それでもまだ、世界中の空港にエボラを告示するポスターに並んで、MERSコロナへの警告が貼られている。これには驚かざるをえず、空港の壁が以前のまま放置されているところでは、鳥インフルエンザのポスターまで残っている。このことで改めて肝に銘じなければいけないのは、確実視されたリスクと現実とのギャップの大きさと、人騒がせな予測の危険性だろう。

このテーマでは、騒ぎにあおられた一部の国、たとえば中国で、病気が国内に持ちこまれないよう、空港に発熱のある旅行者の体温を検出するゲートを設置するようになったことも伝えておこう。その中国で発生するのが……。

感染者数の表示は合理的ではない

新型コロナウイルスが出現したのは二〇一九年十二月、中国の武漢《ぶかん》で謎の肺炎の流行が目立ってきたときだ。中国の感染症対策戦略はＳＡＲＳの流行を教訓に大幅に改善され、抗原検査と診断技術の見直しにより、記録的な速さでこのウイルスが発見された。発生源はおそらく、食用を目的としたあらゆる野生動物――コウモリも――が売られていた市場で、確認された肺炎は、一部は重症化、とくに多重疾患のある高齢者は死亡することもあった。

中国がこの新しいウイルスについて詳しく報告すると、知ってのとおり、世界中がヒステリー状態になった。いち早く、死亡率が当初の予想より低かったことが確認されたにもかかわらずである。これは一般的な現象だ。ほとんどの場合、新しい病気が発見されるきっかけは、とくに二十一世紀では、一件の死亡例か、医療従事者に感染したケースが一件あったときである。というのも、ありふれた病気についての体系的な研究は少ないからである。新しい病気が発見されるには、深刻な病状か、医療従事者に感染した深刻なケース、そして未知のウイルスの正体を認定できる研究所がなければならない。これらの要素が偶然にでも揃って初めて、新しい病気について報告できるのだが、それが武漢で起きたことだった。

当初きわめて高かった死亡率が、検査と診断が行なわれることで急速に均衡のとれた状態になるのも、毎回のことである。最初のケースは、非常に深刻な症例だけが検査されるので、全員が死にそうに見えるのだが、診断が普及するにつれ、死者の割合は減りつづけるのである。こうして、二〇二〇年一月まで、中国大陸での死亡率は、五・六パーセントだった武漢地区一カ所を除き、その他の地域では〇・一パーセント以下になっていた。このことから言えるのは、死亡率が〇・一パーセント前後のインフルエンザと同類になる可能性があるということだろうか。

感染に関しては、病気に感染した人の数で示されている。そしてもちろん、これは感染を表わす方法として合理的ではない。というのもこの方法は、きわめて複雑で、何一つ明らかになっていない現象を、数学に変えているからだ。感染原因のなかには、人から人の場合もあるが、すべての人間が同じ方法で病気をうつすことはなく、なかには「スーパースプレッダー」もいる。ちなみに、子供は感染しやすいが、発症する子供は少ない。一方高齢者はもっと敏感だが、しかし感染しにくく、例外は免疫不全の人で、その場合はウイルスが増殖して重症化することがある。

私の研究仲間の一人が力説するのは、中国人とヨーロッパ人がとる行動には違いがあり、中国人が平気でいたるところで地面に唾を吐くのを見て、中国に行ったヨーロッパ人は驚いてしまうことである。オートバイに乗ったまま唾を吐くことによるリスクは、おそらく非常に大きいと思われる。そしてこの習慣は、中国発生のコロナが感染していくうえで無視できない役を演じた可能性がある。というのも、唾のなかには無数のウイルスがあるからだ！　したがって疫学上、おそらくこれと同じ状況は中国以外の国々では生まれないはずである。

注目すべきは、この病気がヨーロッパから世界へ広がって以降、感染が拡大する発生源となったのは、人と人が密に接触する可能性のある場所が多いことだ。たとえば宗教関係の集会や、ジプシーの宿営地での集まりなどは、儀式とはいえ直接的に接触することが多く、感染にはもってこいの状況である。誰とでも握手することは避けなければならない。そのいい例が、選挙になると有権者と社会的に接触する必要のある政治家の感染者が、今回の地方選のあとどくに増えたことだろう。

ここでつねに頭に入れておかなければならないのは、感染症は生態系の病気だということだ。パストゥールやコッホの時代は、一つの細菌を、一人の人間が発見して一件落着だった。それはそれなりに興味深かったのだが、しかしそれは十九世紀の話で、物事の小さな部分しか説明していない。生態系の病気として考えれば、細菌が変異する問題もあれば、細菌や宿主、感染ルートの数の問題もある。人から人への感染でも同じだ。だから疫学は、ある場所で観察したことをそのままほかの世界へ広げることができないのである。なにしろこの分野では、季節や気温の役割がいまだ解明されていないほどなのだから。

呼吸器感染症の死亡率は下がりつづけている

それはそれとして、これら新しいウイルス感染によって、コロナウイルスはいまや集団心理のなかで出血熱にとって代わろうとしている。これらの流行病が普通に新聞のトップ記事になるのを見るにつけ、最新のエボラ出血熱がいかに軽く見られていたかがわかるだろう。同じように、かつては人々を震えあがらせていたペストやチフス、コレラもまた軽く見られている。けれどもこれら新しいコロナウイルスは流行病に対する不安を再びかきたてた一方で、感染の本当の原因は無視されたままで、それらはいまもしつこく続いているのである。

しかしここでもう一度思い出してほしいのは、これら新しい呼吸器系ウイルスによる「惨事」が次から次へと起きているにもかかわらず、呼吸器感染症の死亡率は下がりつづけていることだ。三〇年前は細菌性とウイルス性で年に四五〇万人も死亡していたのが、現在は二六〇万人と目に見えて減少している。これは公衆衛生が改善されたのと、抗生物質の使用で死亡率の高い二次感染が減ったこと、そして年齢の低い子供への抗肺炎レンサ球菌のワクチン接種（高齢者も守る）を徹底したおかげである。

結局のところ、平均寿命は伸びつづける一方で、現在、世界全体で七十三歳にも達している。さらに言うなら、今回の新型コロナウイルスでも、世界最高を誇る東アジアの長寿に変化はないということだ。現在、世界一の長寿国は香港である。事実、平均寿命で世界一の記録は、二〇年前まではまだヨーロッパだったのだが、いまや東アジアにとって代わられた。加えて、今回の流行病に対する中国の対応の速さ、とくに抗原検査は驚くべきものだった。

それはそれとして、今回の中国発パンデミックは、別の意味での「ひずみ」を生むことになる。

この病気は中国から始まり、周辺諸国に広がっていった。韓国、日本、シンガポール、香港……香港ではすぐに対応策がとられ、病気はあっという間に制御された。韓国はこの分野ではとりわけ力を入れ、体系的な方法で検査を拡大し、陽性者にはその場で治療をうながした。中国の状況は、本書を執筆している時点（二〇二〇年四月）でほぼ制御されている。

一方ヨーロッパでは、イタリアを皮切りに感染が爆発して以降、当初はまったくコントロールできずお手上げ状態だった。外出制限策をとる以外なにも対処法がなく、東アジアの体験を基にした治療法も開発しなかった。しかしその後は対策を変え、検査数が爆発的に増えはじめたことと、治療薬にも目安がついたことで、感染者数と死亡率は減っていく。いっときは最悪だったスペインも、それなりのペースでこの対策に追随し、やはり感染者数が減っていった。ドイツはといえば、当初から圧倒的な数の検査を組織的に行なっていた。それに対してフランスは少し違っていた。実行された検査数は、私たちの地域（マルセイユでは五万件以上の検査をした）以外は非常に少なかった。治療法が勧告されたのも、ほかの多くの国に比べて遅かった。興味深いのは、医師が認める治療法と政府の勧告とのあいだで、一部のケースとはいえ、意見の不一致が大きくなったことである。実際、多くの国で多くの医師にとって、ごく普通に行なわれるようになった治療法が認められないケースがあるのだが、それでも医師は患者を治療するために最善のことをするのが義務なのである。

新型コロナの大騒動で利益を得る人たち

これはあくまでも私見だが、今回の中国発新型コロナで世界全体の死亡者数が変わることはないだろう。

この現実と大騒動のギャップには、いろいろな要因がある。新しい病気に対する不安、抗ウイルス薬を売る研究所の利害（アメリカの大手バイオ製薬企業ギリアド・サイエンシズ〔新型コロナの治療薬として承認されたレムデシビルを開発〕の株価が急上昇）、万一に備えてワクチンを製造する人たちの利害（病気が一年後にも流行しているかどうかは不明のまま）、専門家としてテレビに出演して満足な人、恐怖をあおって視聴率を高める人、そして自分を神か救世主と思っている人、などである。ちなみに、今回の出来事で私が確認できたのは、真実はネットのＳＮＳのほうに多いことと、「フェイクニュース」は一部のメディアが存続をかけて打って出る賭けであることが多いということだった。

この文を書いている二〇二〇年四月の時点で、フランスにはまだコロナが流行しているが、全体の死亡者数の上昇は見られない。一月から三月までの死亡者数は二〇一九年の死亡者数に匹敵し、二〇一八年よりも、二〇一七年よりも少ないのである。コロナウイルスに感染する人は、残念ながら、冬季にウイルス感染すると非常に危険なことが多い。七十歳以上の高齢者も、糖尿病や高血圧、ガンなどの隠れた病気があると危険である。

しかし今回ばかりは、本当のパンデミックであることは間違いないだろう。そしてこの危機的な状況のなかで、私たちはそれぞれの国で実施された取り組みと管理能力を観察することができた。時が来れば、想定外の出来事（それとも、警告を発しつづけていた専門家にとっては、あまりに長いあいだ待たされていたというべきか）に対して、どの国が最もうまく状況を制御したかを選ぶことができるだろう。必要なのは、率先して事態に対処し、変わりやすい状況に応じて対策を変えていくことだろう。

呼吸器感染には二〇種類のウイルスが関係しており――アデノウイルス〔風邪症候群を起こす主要ウイルスの一つ〕、ボカウイルス〔下気道感染症、胃腸炎〕、サイトメガロウイルス〔ヘルペスの原因〕、エンテロウイルス〔腸管内で増殖〕、A型インフルエンザウイルスのH1N1、H3N2、B型インフルエンザウイルス、ヒトメタニューモウイルス〔乳幼児の気管支炎〕、パラインフルエンザウイルス1型・2型・3型・4型、パレコウイルス、ピコルナウイルス、ライノウイルス〔風邪の代表的な原因ウイルス〕、RSウイルス〔気管支炎、肺炎など〕、コロナウイルスのOC43とNL63、HKU1、E229――これらは世界中を循環している。

おそらく新型コロナウイルスは二一番目のウイルスになり、以上でも以下でもない症状で、たぶん一時的に消えるか（SARSは消滅してもう一七年になる）、あるいは決定的に消滅し、おそらくサウジアラビアのコロナウイルス（MERSコロナ）のように、ある特殊な生態系に限られたなかで（ラクダなど）残っていくのだろう。それは未来が私たちに教えてくれるだろう！

9　ジカウイルス

タヒチで発見されたウイルス

ジカウイルスは、自分たちに関係のないところで流行していると、医療機関を説得するのがいかに難しいかを示す絶好の例である。

マルセイユの病院でインターンをし、私とミシェル・ドランクールの助手をしていた少年ディディエ・ムッソ〔現在は微生物とウイルスの専門家として活躍〕は、その後、フランス領ポリネシアの島タヒチへ行き、現地でごく普通の診療所を開いた。それから、この島にあったルイ・マラルデ研究所に請われて採用され、研究所を立て直した。そしてさまざまな理由から、ここマルセイユの元同僚のアドバイスを受けたあと、媒介性ウイルス病、とくにタヒチで猛威をふるっていたデング熱の研究を始める決意をした。

デングウイルスの培養技術をすべて確立したあと、彼は偶然、ポリネシアにチクングニア熱が到来したのを発見し、それを報告した。続いて、発熱した患者から別のウイルスを分離して驚いた。そのウイルスはデングでも、チクングニアでもなく、ゲノムの塩基配列から、太平洋地域では未知のウイルスであることを理解した。ジカウイルスだった。

新しい問題には必ずしも新薬開発ではない

数年前からインドネシアで広がりはじめていたこのジカウイルスは、病気の原因にはならないという評判だった。ディディエ・モッソは逆に、これは病因となり、とくに神経系症候群のギラン・バレー症候群の原因になると考えた。彼はこれらのことをフランス当局とタヒチ当局に通報し、現地では輸血による感染を防ぐ措置をとり、この新しい流行病をマルセイユの私たちのグループに紹介してきた。

当時、感染症についてのヨーロッパの雑誌『臨床微生物学および感染症』の編集長をしていた私は、すぐに彼にジカウイルスについての論説を書くように頼んだ。その時点で私たちが知っていたのは、彼がウイルスの分離に成功したことだけで、病気に本当に結びつくことまでは知らなかった。この最初の記事が発表されたのをきっかけに、ジカウイルスの新しい時代が開かれた。しかし、話せば長くなる理由で、ディディエ・モッソはフランス領で起きている事例でフランス当局を説得することができなかった。

実際、ジカウイルスはそれなりの経路をたどって世界へ広まっていった。まずフランス領のポリネシアからギアナへ、それからブラジルへ伝播したのは、デングやチクングニアを媒介する蚊《か》によってだった。ブラジルでの流行は特異なケースで、この国を旅行していたアメリカ人が病気になったことから、アトランタの疾病管理センターがジカ熱に目をつけた。

国際的な情報交換が始まり、フランス当局も協力を要請された。しかしこの問題はCDC（アメリカ疾病予防管理センター）やWHOといった国際レベルで認定されていなかったこともあり、政府は無反応を貫いた。

それでもこの発見はディディエ・モッソの研究につながっていった。そして彼は、この病気が流行したことで、ジカウイルスの分野では世界で最も文献を引用される研究者となり、二〇一九年はフランス人のウイルス学者として唯一、最も上位にあげられる研究者の一人になった。しかし彼はフランス政府を説得することができなかった、なぜなら普通のルートで参加しなかったからだ。

一方、タヒチのサンプルしか持っていなかったディディエ・モッソは、ジカウイルスのほかの問題を観察していなかった。このウイルスは妊婦のあいだで、胎児奇形である小頭症の原因になるものだった。これは先進国ではエコグラフィーで検知でき、治療目的の中絶で回避することができる。しかしブラジルのような国ではそれができず、小頭症の子供世代が生まれることになった。

私はモッソに頼んで講演してもらったあと、二人でとくに妊婦を対象に、ジカウイルス感染の診断と治療を呼びかけた。私は彼に、RNAウイルスに有効なことが多い抗生物質、アジスロマイシンを試すよう提案した。子供や妊婦に投与するごく普通の抗生物質だ。この薬はジカウイルスには完全にうまくいき、加えて、ほかの研究チームがこれと同じ治療法を実験して効果があることを発表していた。

しかし、ジカウイルスでは最も知られた人間であるはずのディディエ・モッソが私に説明してくれたところによると、この研究を科学誌に発表するまでが大変で、これまで提案したなかで最も難しかったということだった。実際、あとでまた触れるが、新しい問題を旧来の薬で簡単に解決することは、私たちの社会では考えられないのである。私たちは新しい問題が生じるたび、昔の医薬品に頼るのではなく、新しい解決法を見つけなければならないと考える。しかし、ジカウイルスの場合、アジスロマイシンは妊婦にはきわめてよく効く薬である。とくに、感染した患者に小頭症のリスクがあるかどうかを検知できる先進国ではそうだ。

ところが違うのだ。そこは新しい薬でなければならず、ジカウイルスの警告が出されるとすぐ、新薬開発に何億という資金が割り当てられた。つまり仮に、病気に詳しい一人の研究者がすべてを公表し、新薬は無意味で、数億の資金は直接的には役に立たず、ジェネリック医薬品で十分などと訴えれば、政府の重要な決定と莫大な資金は宙に放りだされ、したがって時流に反することになるのである。

10　フランスおよび世界の感染症

死の一カ月前の病原体の徹底考察

感染症の分野では、私たちの視点は細分化され、死亡にいたる推移の観点でしか見ていないところがある。過去に開発されたツールも、人が探せるとわかっていることだけに焦点が当てられていた！　こうして、呼吸器感染症や髄膜炎の場合、細菌のDNAやRNAを検出する技術では、つい最近まで、幅広い診断ができないものがあった。けれどもいわゆる多重化テクニック、つまり、病気（肺炎、骨髄炎、下痢など）の原因として既知のウイルスや細菌、寄生菌をすべて同時に検査できる技術が開発されて状況は一変、幅広く全体を調べる可能性が生まれ、新しい知識の時代の幕が開いた。おかげで現在は一部の病気で、本当は重症化する感染症の原因なのにそうではないと思われていた細菌が見つかるようになっている。それがヒトコロナウイルスのOC43であり、HKU、E229、そしてNL63である。

それに加えて、とくに呼吸器感染症では、体系的な監視体制が現にできていなかった。私たちはマルセイユの大学病院研究所で二つのことを試みている。まず、毎週行なっているのが、名づけて「死者のミサ」だ。つまり、誰かがマルセイユの大学病院――私たちが微生物学を一手に引き受けている――で亡くなると、死の一カ月前などの微生物が病原体（死因になりうる）だったのかを、データを突きあわせて徹底的に考察するのである。もちろん、それらの微生物が直接的な死因になったのかは定かではない。しかしこれらの微生物の一つが、細菌の場合は血液培養で、肺炎の場合は呼吸器から採取した検体で見つかるか、あるいは消化管に大きな殺し屋が見つかると、これに間違いないと考えるというわけだ。

もう一つは全体的なデータの集積である。マルセイユの公共病院には、年に一二万五〇〇〇件の入院事例があり、これはフランスの入院人口の約一パーセントである。したがって、私たちのデータはフランス全体の約一パーセントに相当することになる。私たちの監視活動は非常に活発で、一方では感染症すべてを、もう一方では死亡例に対して行なっている。

感染症全体では、五年間で三〇〇〇万件の検査を行ない、うち感染症の診断をしたのは四五万件だった。これと同じ期間に、公共病院では一万五〇〇〇人が死んでいた。私たちが分離した細菌は、それぞれ異なる七七〇種類の一〇〇〇万個だった。うち六五万個の細菌で薬剤感受性試験〔抗生物質などの抗菌薬がどのくらい有効かを調べる〕を行なっているので、これらを併合したデータはおそらく、抗生物質への耐性研究では世界一だろう。こうしてこのテーマに関しては、私たちの視点は研究報告より現実に近く、より冷静なのである。

偽りの警告で新薬の開発

マルセイユの公共病院で死亡した患者のなかで、最も危険な微生物は順番に以下のとおりである。
・大腸菌。この菌で亡くなるのは年に少なくとも七六人、フランス全体では一万人になる。

・黄色ブドウ球菌〔食中毒、肺炎、敗血症などの原因〕。この菌で亡くなるのは五九人、フランスでは八〇〇〇人になる。

これら二つの菌は、一部は養鶏場や養豚場からのもので、たいていは人畜感染症なのだが、人間の病気に変異することもある。その場合、とくに耐性のある菌は同じ遺伝子であることが多い。しかしここで注意しなければいけないのは、この二つの菌に感染しても、最近大きな問題になっている抗生物質への耐性で治療が難しくなる菌とは関係がないことである。つまりこちらは抗生物質で治療できるということだ。

・三番目の殺し屋は、グレブシエラ属の肺炎桿菌《かんきん》〔呼吸器、尿路感染〕である。これは発生頻度も増え、耐性も強くなっている菌で、南の国から来たと思われる。

・四番目はクロストリジウム・ディフィシル〔下痢、腸炎の原因〕で、マルセイユでは年に三一人が死亡している。これは新興微生物では唯一の殺し屋で、世界レベルで増えていることもわかっている。フランスでは公的機関の発表で、この菌で年に二五〇〇人が死亡している。私たちの計算では、おそらくこの二倍はいるだろう。ヨーロッパでは年に少なくとも三万人、アメリカでも三万人が死亡している。

科学誌『ランセット』の年間報告では、感染者数が目立って増えている唯一の感染症である。それなのに、ネット上でバズる新興病のなかには入っていない。
ちなみにこの病気では、治療改革は必ずしもハイテクに頼らなくてもいいことが示されている。ここでの改革は、大便の移植だ〔日本では保険治療として認められていない〕。健康な人の便を患者の胃に移植することで、治癒率は九〇パーセント近いのだ。これは最新の科学技術にとってはまさに衝撃的、見直さないわけにいかないだろう。

これはまた、感染症との闘いが突きつける、本当の問題を理解するための好例でもある。実際、クロストリジウム・ディフィシル対策を目的とするベンチャー企業を立ち上げるには、公的資金やEUの資金援助など必要ないだろう。なぜなら、金のある人はみんな大儲けできる市場だとわかっているからだ。六万人の死を未然に防ぐということは、豊かな先進国では優先事項の一つだからである。

こうして現在、バイオテクノロジーに投資する大口投資額のなかで、クロストリジウム・ディフィシル関連への投資額はトップクラスである。これが嘘偽りのない現実である。金を稼ごうとすれば、ジカ熱にもエボラ出血熱にもチクングニア熱にも投資できないけれど、しかしクロストリジウム・ディフィシルなら非常にいい。なぜならこれは本当の問題で、本物の市場があるから、というわけだ。

そこで次のようなことが問題になる。仮に補助金が必要になるとしたら、それは金にならないか、あるいは、それは病気でも重要な問題でもないからなのだろうか？　また仮に必要でないとしたら、それは万人共通の重要な問題だから、金が稼げるからということなのだろうか？　その場合は何もしなくても金は集まってくるからだ。

- クロストリジウム・ディフィシルの次に来る新興微生物は、カンジダ菌類の菌類である。これらの菌類での死者はマルセイユで年に三一人だ。緑膿菌がそうで、この菌の出現は本当に心配だ。私たちとしては、使用している抗生物質のせいでこの菌が病院で目に見えて増え、それで敗血症が引き起こされているのではないかと問題視している。いずれにしろ、私たちにとってはここ五年、最も気になる菌である。
- そのあとに来るのがやっとウイルス類である。インフルエンザウイルスでは、マルセイユの病院で年に二五人が死亡している。しかし、インフルエンザでは多くの人が老人ホームや自宅（後期高齢者）で亡くなっており、発生数が過小評価されることは知っておかなければならない。じつのところ、フランスでインフルエンザで何人死んでいるかは誰も知らないといっていいだろう。死者は年に四〇〇〇人から一万人のあいだである。この変動幅の大きさの原因は、ほかの呼吸器感染ウイルスが循環していることと、冬の超過死亡率〔通常想定される死亡率を超えること〕の算定や、そのときに行なわれたいくつかの検査が実態を反映していないことから来る。

それに続くのがエンテロコッカス・ファエカリス〔敗血症〕で、尿道から入ることが多く、これも鶏からの人畜感染症の一つとされている。

そして次がRSウイルス〔気管支炎、肺炎〕で、これはウイルスとしては二番目の殺し屋なのだが、ほとんどの人はこの名前を知らず、医師の多くも子供が軽い症状を出すだけではないことを知らないようだ。実際は、高齢者で死ぬ人が多く、しかも年々増えている。マルセイユの公共病院ではこの病気で年に一九人が死亡、フランスでは年に約二〇〇〇人が亡くなっていると思われる。

そのあとに来るのが肺炎レンサ菌で、マルセイユでは年に一〇人が死亡、そして髄膜炎菌による死者は、メディアで大々的に騒がれているにもかかわらず、年に一人だけである。それなのに髄膜炎菌による感染が一件でも起きると――たとえ死にいたらなくても――、新聞やグーグルではニュースのトップで扱われるのは面白い。

ヒトコロナウイルスのNL63、OS43、E229、HKU1では、年に平均三人の死者が出ているが、フランス全体にするとおそらくもっと多いだろう。ヒトメタニューモウイルス（オランダのウイルス学者オステルハウスによって発見されたウイルス）で亡くなるのはここでは年に一人、その頻度は過小評価されているうえ、よく理解されていない。

結核では、年に一人しか死んでおらず、それは多剤耐性〔抗生物質に対する抵抗性〕がなかった唯一のケースでもあった。最後にここ数年、麻疹《はしか》で亡くなった人はマルセイユではいなかった。ここで最後に亡くなったのは、旅行中の若い女性で、ワクチン接種を拒否していた人々に属していた。

一方マルセイユではここ数年、大きな注目を集めている微生物で亡くなった人は一人もおらず、おそらくフランス全体でもそれほど多くの人は感染していないだろう。まずあげられるのは激症化するB型肝炎で、これは徐々に消滅しているようだ。次に新興菌類のカンジダ・オーリスも、多剤耐性があると大いにネット上を騒がせたのだが、ここでは発生しなかった。ジカ熱は、フランス本国で軽い臨床例が一件あっただけで、チクングニアやデング熱も同様に軽い症状だけが報告されている。フランスではエボラもSARSコロナもMERSコロナもなかった。

淋菌に関しては、WHOが淋病の病原体であると警告し、十九世紀の書物には、その耐性の強さから世界中で猛威をふるうと書かれていたのだが、私たちが検査した淋菌ではいずれも多剤耐性は確認できなかった。というより誰も淋病になどならなかった！　これもまたまさに偽りの警告で、そうやってまったく無意味な新薬の開発を許可しているのである。というのもこの場合、ジェネリックの医薬品——たとえば抗生物質のホスホマイシン——で完全に効果があるからである。

11　忘れられ、無視された流行病――コレラとチフス

一方、よく知られた流行病が無視され、忘れられ、治療にあたる医療関係者にもよく理解されていないことが多い。私が知っているその筆頭は二つ、コレラとチフスである。

コレラ――ハイチでの流行

私がコレラのすさまじい流行に直面したのは一九九四年、ルワンダ内戦真っただ中のコンゴ民主共和国のゴマでだった。

WHOから、チフスが現地で流行していないか見てくるように依頼された私は、飛行機を何機も乗り継いでこの恐ろしい地域へたどり着いた。私はチフスの専門家だっ

たからだが、そこでその後にコレラの世界的な専門家になったルノー・ピアルーと出会った。

八〇万人近くが住むゴマ平野では、急激な勢いでコレラが蔓延していた。この流行の管理と支援はアメリカ軍によって派手に行なわれ、軍は水を濾過《ろか》し、村の子供たち全員に定期的に配給していた。死亡者数は、毎朝、沿道に運ばれてくる死体の数で算定されていたのだが、この計算はあっという間に破綻してしまった。全体的な軍事作戦はまさに見事というしかなかった。チフスは一件も確認できなかったが、シラミが異常なほど蔓延しており、現地で私はＷＨＯを介して、殺虫剤で駆除する作戦を行なった。私たちとしては服を洗うこともできず、それが唯一の方法だった。

ルノー・ピアルーはその後もコレラの研究を続け、いっときマルセイユに配置転換されたことがあった。その彼が二〇一〇年、ハイチでコレラが流行したとき、ハイチ当局からも含めて接触を受けた。このときはまさにドラマ、信じられない話の展開になる。

ここ数年、コレラの流行は、アフリカ各地（世界的な関心は呼ばなかった）とインド半島以外ではなく、研究目的は環境保護的な色合いを帯びていた。コレラ菌は流行するにつれて世界中いたるところに拡散し、いまや海水のなかにもいる。コレラ菌は海水に含まれる数少ない病原菌の一つでもある。しかし、海水が感染源で感染するケースはきわめてまれで、これまで流行病の原因になったことは一度もなかった。

ハイチでは、二〇一〇年一月の大地震のあと、社会で暴動が起こるリスクがあったことから、国連はWHO支援のもと、平和維持活動にかなりの数の兵士を派遣、そのなかにネパール軍の兵士がいた。それを機に、コレラが急激に激しい勢いで流行し、ハイチ人はネパール軍の兵士たち（ネパールはコレラが風土病になっている国の一つ）を指さし、すべてはその陣営から始まったと言ってデモを行なった。

さて現地で調査を行なった科学者たちの最初の一団は、コレラ菌の環境保護面からの調査をしていた。彼らの仮説は、これが初の環境病で、原因として地球温暖化と、南アメリカで定期的に発生して水温を高くするエルニーニョ現象と結びつけていた。エルニーニョによって海面の水温が熱くなりすぎ、コレラの流行が発生したというものだった。

対してルノー・ピアルーは、疫学者として正確を期した調査を行ない、すべてはネパール軍の基地近くを流れる川が発端であることを明らかにした。加えて彼は、同時期にネパールでコレラが猛威をふるっていたことも知っていた。その彼が私に会いにきて、この流行に関する研究の編集と発表に力を貸してほしいと言った。彼は、当時の流れとはまったく逆の論文を発表するのに大変な苦労をしていた。実際、コレラに関して新たに主流となった定説は、地球温暖化と海水汚染による病気というものだった。ところでコレラは間違いなく生態系の病気で、廃水処理でもとくに排泄物と関係がある。ここでの感染源は、コレラ菌を保有する患者の便で汚れた水で、海水ではないはずだった。

これを発表するために、私たちは記事をまず科学誌『ランセット』に送ったのだが、冷たく拒否された！　代わりにこの雑誌はその後すぐ、コレラがいつ治まるか、あるいはいつまで続くかを予想した新しい数理モデルを発表するのだが、このモデルはもちろん、何一つ現実を反映していなかった。結局、私は自分の人脈を使って、私たちの記事をアメリカの感染症専門誌『新興感染症』に発表することに成功したのだが[5]……。

幸いなことに、同時期にタヒチのコレラ菌のゲノムの塩基配列と、ネパールのコレラ菌の塩基配列が発表され、二つは同じ株であることが明らかになった。以降、この菌の塩基配列が何千と発表され、いずれも同じ株であることが示された。ルノー・ピアルーはこのときの体験を一冊の本『コレラ ハイチ二〇一〇〜二〇一八年――ある惨事の物語』(フランス国立科学研究センター出版刊、二〇一九年)で語っている。

けれどもハイチの流行病はすぐに一件落着とはいかなかった。というのも、WHOは長いあいだ、この事件での責任を認めようとしなかったからである。しかし、二世紀も前からわかっていたのは、流行病が広範囲に伝染する原因として、感染した軍隊が移動して運ぶことが多いということと、兵士を流行病が蔓延している国から悲惨な状況の国へ移動させる前に、彼らが感染していないことを確認したほうがいいということだ。ルノーの推定によると、あれだけ急激な感染を引き起こすには一立方メートルもの汚れた便を投下しなければならなかったということだ。最終的に国連は、WHOとともに責任を認めたのだった……。

それでもやはり不安が消えないのは、コレラは感染症だということを人々が忘れていたことだ。私は『ランセット』編集部に、コレラの問題では先方に非があった旨を書いて送った。なぜならその昔、イギリスの医師ジョン・スノウ(一八一三―五八)が、この病気が伝染する正しい経路について初めて描写したとき、この綿密な仕事をする研究者をこれ以上ないほど辛辣に批判したのが、一八二三年に創刊されたこの雑誌だったからだ。スノウが提示したのは、排泄物で汚れた廃水こそがロンドンにコレラを伝染させたという事実だった。それまではなんと悪臭が原因とされていたのである。

推定一万人の死者を出したハイチのコレラは、その後、本当は発生当初からすべきだった合理的な感染対策をとったおかげでいまは終息している。それでも、この流行病が教訓となって、改めていろいろと考えさせられることになったのは事実である。それは信頼されるべき決定機関の役割についてと、その時点での風潮がアメリカの疾病対策センター（ＣＤＣ）やＷＨＯの決断に与える影響について、などである。

チフス――ブルンジでの流行

チフスは忘れられた病気である。私自身、チフスを含む疾病グループの専門家でありながら、もう発生しないだろうと思っていた。しかし実際は、チフスの流行を調査する機会が二回あった。

一回目は、すでに述べたようにアフリカで、コンゴ民主共和国のゴマに派遣されたときだ。シラミの蔓延を確認し、同時にチフスが流行しているかどうかを調査したのだが、そのときはシロだった。けれどもそれは時間の問題だった。シラミはチフスを媒介し、そしてチフスはぶり返すことのある（ちなみに帯状ヘルペスは水痘のぶり返し）病気である。ところで、このアフリカの高地でチフスが消滅したのはわずか二〇年前、ちょっとした事例がきっかけで流行が再発する可能性があった。

隣国のブルンジでは内戦が激化し、八〇万人の人たち（フツ族）が衛生条件のきわめて悪い難民キャンプで暮らしていた。加えて、ブルンジは政治的に孤立しており、隣国諸国からは国交を断絶されていた。そこへ行くのは至難の技だった。

ある日、マルセイユの卒業生ジャン・ボスコが私に、ブルンジの刑務所から出たシラミを検査してこの刑務所内にチフスが発生しているかどうかを確認してほしいと頼んできた。さっそく検査したところ、驚いたことにチフス菌が検出された。すぐにその旨を文面で伝えると、彼は私にこう言った。

「相談があります。現在ここで大きな流行病が広がりつつある印象です。シラミが関係していて、おそらくチフスと思われます。お願いです、私を助けに来てくれませんか？」

当時、私の研究所はまだWHOと関係があったので、ブルンジに公務として派遣してくれるよう頼んだのだが、きっぱりと断わられてしまった。結局私は自分の仕事として行くことにしたのだが、隣国コンゴ共和国のブラザヴィルからブジュンブラ（ブルンジの首都）へ向かう最初の飛行機では、ここ数週間でブルンジに入国する外国人は私一人だった。これは便利だった、飛行機の乗客は私だけだったのだから！

現地では、チフスの診断はあっけないほど簡単だった。というのも、患者はみんな口々に症状を「スタマ」という表現で説明し、「太ももが痛い、座りたい」というようなことを言ったからだ。私はフツ族の難民キャンプ近くにある数カ所の無料診療所へ行き、高熱と「スタマ」のある患者を分ける作業をしながら、これらの症状のある人の九〇パーセントはチフスであることを確認した。

現地ではシラミを収集することもでき、すぐにチフスでは一度も検討されたことのない作戦に取りかかった。性感染症用の抗生物質ドキシサイクリン（しかも一錠、数円と安価）を二錠、投与することだ。シラミ処理のために数万トンもの殺虫剤を輸入する財力もなければ、殺虫剤の類いは輸入禁止ということで、考えてみればこれしか方法がなかったのだ。

流行病は即座に影をひそめた。私はブルンジ人の仲間と共同で、この仕事を『ランセット』に発表することができた。この介入によって約一万人を救ったのだけれども、その前におそらく一万人が死んでいたと報告した[6]（チフスの致死率は一〇～二〇パーセント）。

この流行病には、科学界以外は誰も興味を示さなかった。ということは、情報の伝達段階で何か問題があることが考えられた。事実、一つあった。私たちが現地で一万人の命を救おうと懸命になっているあいだ、コンゴ民主共和国でカビラ大統領が選出されたことにからむ爆撃があり、私たちのいた地域から数百キロの村で何人もの村人が殺されていた。そしてこの事件がフランスの全メディアの一面になったのだ。こうして、チフスの感染者数も、場所も、チフス菌自体もメディア的には成功しなかったのだが、この件ではほかにも簡単には理解できない理由がいくつかあるのだろう。

チフスで死んだナポレオン軍の兵士

もう一つ、チフスの流行で私が取り組んだのは、ロシアから撤退したナポレオン軍の兵士のものだった。私たちにマルセイユのペスト大流行時の遺骨を提供してくれた同僚の人類学者オリヴィエ・デュトゥールが、今度はヴィリニュス〔現リトアニアの首都〕にある、「ベレジナの戦い」〔一八一二年、フランス軍が壊滅的な打撃を受けた戦い〕のあとの巨大な墓地に入る許可を得た。ここでは何千という遺骨が発見され、ナポレオン一世の大陸軍の制服のボタンもついていた。それはヴィリニュスで死んだ兵士たちで、彼らは高熱にうなされ、全身シラミにおおわれていたことが、資料にも書かれていた。

私は頭のなかで、トルストイの『戦争と平和』で主人公のピエールが、ナポレオン軍の兵士たちが自分たちについたシラミを火に投げ入れ、はじけるのを観察しているシーンを思い出した。したがって私は、兵士たちがシラミでおおわれていたことと、チフスと関係がある可能性、さらにはその疑いがあることを知っていた。

私たちは、死体のまわりで服が変質していた部分の土から、シラミの残骸を採取して入手するのに成功した。そして遺骨の歯からは、三〇パーセントにチフス菌か、やはりシラミによって感染するほかの病気、トレンチ熱の菌を見つけた。こうして私たちは、ヴィリニュスのナポレオン軍の兵士の三〇パーセントは、シラミによる感染症で死んだことを結論づけた。(7)

このことから明らかになるのは、流行病は歴史上きわめて重要な役割を演じ、敵味方双方の兵士を殺したこと、そしてまた、流行病をある場所からほかの場所へ運んだのは、戦争中の軍隊、あるいは国連から派遣された兵士たちだったということである。

原注

（5）Piarroux R., Barrais R., Faucher B., Haus R., Piarroux M., Gaudart J., Magloire R., Raoult D., *Understanding the cholera epidemic, Haiti. Emerg Infect. Dis.* ; 17(7):1161-8, juillet 2011.

（6）Raoult D., Ndihokubwayo J.B., Tissot-Dupont H., Roux V., Faugere B., Abegbinni R., Birtles R.J. *Outbreak of epidemic typhus associated with trench fever in Burundi. Lancet* ; 352(9125):353-8. 1er août 1998.

（7）Raoult D., Dutour O., Houhamdi L., Jankauskas R., Fournier P.E., Ardagna Y., Drancourt M., Signoli M., La V.D., Macia Y., Aboudharam G., *Evidence for louse-transmitted diseases in soldiers of Napoleon's Grand Army in Vilnius.J.InfectDis.*;193(1):112-20.1er Janvier 2006.

12　新しいワクチンと未来のワクチン――幻想か現実か？

ワクチンの接種は政治的な問題である

ワクチンは重要な論争のテーマである。一部の人は理屈など関係なく頭ごなしに反対し、かと思えば、ワクチンを推奨する政策に意味があるのかどうかを自問さえしない人もいる。これでは聞く耳を持たない者同士の対話である。

ワクチンの勧告は科学ではなく政治である。それがよくわかるのが、先進国では二三件ものワクチン計画があることと、たとえばフランスでのワクチン接種の勧告の仕方などは、アメリカとは似ても似つかないということだ。ここに政治的、社会的問題がある。

実際、フランスでワクチンを勧告すると社会保障で払い戻しをしなければならず、それにかかる予算によって決定が大きく左右される。そんな事態をさらに複雑にするのがワクチン接種の「義務」である。一般の人は義務だけが「真面目」な指示で、勧告はそうではないと考えるだろう。これが政治で、非常に複雑だから、私としては何がベストな戦略なのか考えても始まらないのである。

公衆衛生でベストな戦略が明確になるのは、時間が解決するのを待つしかないのだろう。しかしワクチンに関しては、誤情報の出どころが必ずしも疑惑の組織ではないのが面白い。たとえばWHOの公式サイト――誰でも確認できる――で、現在接種できるワクチンを見てみると、マラリアにはこのワクチン、E型肝炎にはこれと書いてある。そんなまさか！　現在マラリアに接種できるワクチンはなく、試み中のワクチンならあるのだが、私の考えでは商品化などできないと思われる。

これらのワクチンは、生きた微生物〔マラリア原虫〕を静脈注射で三回続けて注射し、患者にはそのつど、無症状の期間にマラリアの治療薬を処方するというものだ。しかも予防効果が持続するのは一年以下である。マラリアに対する免疫力がついてもこれだけ弱くてはまったく意味がない。この種のワクチン接種で成功するには、正直なところ、ほかの方法を見つけなければならないだろう。実際、このワクチンで免疫力をつけたアフリカ人がフランス本国で六カ月間過ごしたあと、母国へ帰ったらもう予防効果はなかった。言ってみれば、それほど新しいワクチンをつくるのは難しいということだ。

ワクチン接種でより重い病気になることもある

Ｅ型肝炎のワクチンに関しては、中国で試みが行なわれているところである。しかし私の知るかぎり、まだ完成はしていない。それなのにＷＨＯのサイトに載っているのを見ると、この分野では誤情報があふれているようだ。これはなぜなのか？　検討してみる価値はあるだろう。

答えはここ二〇年間、開発に莫大な資金が投入されているにもかかわらず、新しく提供されたワクチンの数はきわめて少ないということだ。対デング熱のワクチンは問題が大きいと言える。というのも、旅行者がこの病気が流行している国へ予防のためのワクチンをしてから行っても、現地でデング熱にかかるリスクがあり、その場合の症状はワクチンをしなかった人より重くなるからだ。デング熱のウイルスに二度目に感染すると一度目より重症になる。したがって、ワクチンによっては接種することでより重い病気になるものがあり、それではワクチンとは言えなくなる。

一方で有効なワクチンもある。それはたしかに先進国ではそれほど利用されてはいないが、髄膜炎血清群B型に対するワクチンだ。何年にもわたる研究を経て最近商品化されたもので、予防効果は完全ではないものの、ある程度の効果がある。

実際、利用可能なワクチンの実態を見てみると、最近に発明されたものがきわめて少ないことがわかる。対して、何年も前から完璧に機能し、勧告の対象になりうるワクチンもいくつかある。ちなみにフランスでは、年に数十万件発生する水泡症のワクチンは勧告の対象になっていない。また、子供を対象にしたインフルエンザワクチンは、すでに述べたようにフランスでは話題にもなっておらず、さらにロタウイルス――子供の下痢症状の原因――のワクチンも勧告の対象外である。イギリスではこの病気で入院する子供の数が三分の一になったという報告がある。

最後に、新しい病気が発生するたびに莫大な資金投資でワクチンを開発しても、あまり効果がないという考えがあることもつけ加えておこう。

13　予言から予言者まで

現実と予言の関係

予言は非常に難しいものだが、しかし人間はつねに未来を知りたがってきたのも事実である。古代ローマ人は鳥の飛翔や生け贄《にえ》にした動物の臓器で、戦争を始めるのに最良の日を占っていた。星占いは相も変わらず人気があり、トランプ占いはやや下火になったものの、しかし占い師は大盛況である。今後の人生がどうなるかを知りたくなるのは人間の性《さが》なのだろう。

広い意味での未来を予測するものとして、予言者は時代とともに増えてきたが、大半は偽者だということを認識しておくべきだろう。しかし、近未来も遠未来も知りたいという欲望は、私たちに深く根づいており、抵抗するのは難しい。最近の新しい予言者は数学者で、かつての予言者が天文学から占星術を生みだした天文学者だったのと同じである。また、現代の数学者が数理学をもとにつくる未来のモデルと現実が一致しなくても、大変なことにならないのも昔の予言者たちと同じである。

人間のことでも生物でも、予言がうまくできない理由は、アメリカの文化人類学者で精神医学医グレゴリー・ベイトソン（一九〇四―八〇）が、ある現象の描写を通してうまく表現しており（『精神の生態学』佐藤良明訳、新思索社）、私もそれを使って一つの理論にし、「アリスの生きたクロッケー」と名づけて発表した。(8)

この理論は『不思議の国のアリス』の「女王さまのクロッケー場」から着想を得たものだ。アリスがクロッケーをするシーンで、そこではマレット（木槌）は生きたピンクのフラミンゴ、ボールは生きたアナグマ（訳によってはハリネズミ）になっている。しかし生き物同士では狙いをつけるのも予測不可能だ。ピンクのフラミンゴは頭を左右に振り、アナグマもボールになったりならなかったり、反応があまりに変化するので、アリスは先が読めない。したがってマレットでボールを打ち、アーチの下に投げ入れるチャンスは、ゼロに近くなる。

私がこの例を使ってよく説明するのが、抗生物質に対する耐性の変化は誰にも理解できないということだ。なぜなら、これはたんに人間によって操作される二つの無機質の話ではなく、それぞれが変化する三つの力学が関係している話だからだ。仮定の話は現実を反映しないというわけだが、たとえばもし世界の五六〇〇万人の死者数と、狂牛病や二回の鳥インフルエンザ、二〇〇九年新型インフルエンザ、SARSとMERSコロナウイルス、エボラ、チクングニア、ジカ熱の犠牲者数を比較したら、世界の死因から死者の少ないケースを差し引いても、その違いにあきれ果て、動かしがたい現実と予言がまったく何の関係もないことがよくわかるだろう。

これについてはオーストリアの哲学者ルートヴィヒ・ウィトゲンシュタイン（一八八九―一九五一）が一九二一年、『倫理哲学論考』（奥雅博訳、大修館書店）でこう書いている。「未来の出来事は、現在の出来事を元にしか結論づけられない」

なぜなら予言で根拠にするのは、理論的要因か代償だからである。ここで私が例として あげたいのは麻疹《はしか》の事例だ。二〇一九年、フランスでは麻疹が発生するたびにグーグル上で警告の対象になった。たぶん教育的なものだったのだろう。実際は、麻疹のケースはわずか一〇〇〇件ほどで、そのなかで死亡例は一件のみ。うち半分は一歳以下の子供だった。フランスでは子供へのワクチンは一歳以上と決められていた。対して中国では生後六カ月からと決められていたので、フランスもそうしていたら麻疹に感染する子供はもっと少なかっただろう。一歳以上の子供に関しては、ワクチン接種を拒否する共同体もあり、これらの共同体はそのときどきで違っている。

最後に麻疹は、ワクチンが原因のものや（生ワクチンのウイルスが増殖することから）、ワクチン接種による抗体を持っている人から感染することもあり、事はそれほど単純ではないのである。

ところで一般に伝わる情報は、麻疹のウイルスが残っているケースについて深く調べることもなく、数字だけの簡単なものになっている[9]。

政治家とジャーナリストが共鳴する

結局のところ、現在の状況で問題なのはむしろ職業のバランスだろう。ジャーナリストは本来、新しい情報に敏感で、それが仕事である。一方科学者は自分たちの研究分野が話題になることを望み、これもいたって自然である。問題は、決定者や政治家の思考形態がメディアに近く、即効性のあるものに引かれすぎていることだ。これは中期的な行動の効果が、一般的にいって彼らの功績にならないことも大きい。民主化が進むにつれ、選挙が繰り返されて任期が短くなることが、おそらく政治家とジャーナリストが共鳴する理由だろう。

とはいえ、これは社会権力のバランスとしては健全ではない。実際、現在は反権力が不足している。既存の政権は、いわゆる第四の権力と呼ばれるマスコミに引き寄せられているのは明らかだ。いずれはＳＮＳが第五の権力となる可能性があり、決定者はこれまでのマスコミに代わる情報に従うことになるのだろう。

しかし、政治家の決断を導くのは、ジャーナリズムによって動く感情だけではない。とくにフランスでは、男女を問わず政界に進出しているメディア関係者が多く、それもあって政治的な判断がマスコミに近くなっているところがある。これは長い目で見れば決してよいことではなく、そしておそらく、現実と政治的判断とのギャップの一部はここからきているのだろう。

原注

（8）Raoult D., *Alice's living croquet theory,* Int. J. Antimicrob. Agents ; 47(4):249. Avril 2016.

（9）Javelle E., Colson P., Parola P., Raoult D., *Measles, the need for a paradigm shift, Eur J Epidemiol* ; 34(10):897-915. Octobre 2019. doi: 10.1007/s10654-019-00569-4. Epub 17 octobre 2017. *Review.*

14　新興病の発生と拡散

動物と人間のバリアが消滅

いわゆる新興病とは、アメリカの分子生物学者で、一九五八年度のノーベル生理学・医学賞を受賞したジョシュア・レーダーバーグ（一九二五―二〇〇八）の造語で、存在が発見された病気――新旧に関係なく未知のもの――か、または再現が確認された病気のことである。そのことから混同されることも多いのだが、しかし最もよく使われてきた用語でもある。

感染症は、私たち人間と生態系が相互関係にあることを表わしている。感染症は完全に生態系の病気である。私たちの身体には、人の細胞より多くの細菌と、細菌の一〇倍のウイルス、それ以上の「古細菌」と呼ばれる別の細菌、それ以上の菌類、さらに二十一世紀前にはまだ未知のものだった新しい微生物のグループが生息している。後者のミニ微生物は、人の体内での働きがいまだ解明されていないが、地球上の全微生物の二〇〜四〇パーセントを占めている。

私たちはこれらの微生物と相互に作用し、そしてこれらの微生物同士も相互に作用しあっている。微生物はお互いに侵略しあい、時に私たちを侵略し、寄生し、細胞を殺すこともある。ウイルスは細菌を殺すことができ、細菌と菌類はウイルスの増殖を邪魔する物質を分泌するのだが、しかし抗生物質も競争相手の細菌の増殖を妨害する！　こうして私たちは常時、内戦状態で生きており、そこでは生き物と生き物が戦っているのである。これらの関係のほとんどは、ある程度の均衡がとれるようになるとうまくいくのだけれど、もちろん、この均衡に少しでも変化があると、私たちの生態系にも変化をもたらし、一部は毒になる危険がある。

植物も動物も、もちろん人間も、細菌やウイルス、菌類に感染する可能性があり、たいていの場合、宿主はそれぞれの微生物に固有なものとなっている。生活条件からして当然だが、人間に生息する微生物が好んで増殖するのは、私たちの食べもの環境に順応した条件下での三七度である。いくつかのケースでは微生物は協力し、とくに私たちだけでは消化できない野菜などの消化を助けてくれる。そうでない場合は逆に、敵に変わり、感染症を引き起こすことになる。

これらの病気は、外部の微生物にさらされて感染することもあり、多いのが傷口からである。また、まわりの動物から感染することもあり、遺伝子的に私たちに近い動物ほど、より危険になる。こうして、人間に見つかる微生物の多くが、大型猿人類（チンパンジー、ボノボ、ゴリラ、オランウータン）にもあるのである。エイズのウイルスがそうなら、マラリアもそうで、私たちはこれら大型猿人類で人間に危険な細菌を数多く見つけてきた。ほかの猿類も同じように危険である。アフリカで言う「低木地帯の肉」、つまり野生動物の肉を食べる習慣は、昔から新しい病気の発生源だったのだが、現在もたとえばエボラ出血熱のような一部のケースでは、その状況が続いている。

ほかの動物も同じように感染の発生源になることがある。とくに非常に密な群れで生息している場合がそうで、たとえば、サウジアラビアのラクダであり、先進国では養豚場や養鶏場、自然界ではコウモリの群れがそうである。

人口が多い生活様式では、人から人に感染する病気はより効率的に拡散する。このことで考えさせられるのが、過去一万年以上、人同士の感染症は多く発生していなかったことだ。感染は地球上に村が建設されはじめた時代から始まったのである。

人間が微生物に感染するのは、咳や便、飲み水、セックスなどを通して接触することと、ほかで感染した昆虫やダニに刺されて感染することもある。新しい病気の大半は、動物の病気が動物のあいだで流行病（動物間流行病）になるのがきっかけで、それが人間と接触することでだんだんと大きくなり、人間にも感染するようになる（人畜感染症）ものだ。そしてよくあるのが、専門家の言う種の障壁の消滅、つまり動物と人間のバリアがなくなり、動物由来の微生物が人から人に感染するようになることだ。これが最近の事例で多く観察できることである。

感染症の大半が地理的に固定されている

しかしグローバル化に関しては、情報の伝達ではそうでも、生態系となると、大都市は別にして、グローバル化はしていない。地域によって風習や気温、季節、ほかの仲間、蚊《か》、ノミ、シラミ、ダニ、水質、海水のあるなしなど、それぞれの生態系を異なるものにするパラメータは多く、そのぶんリスクも変わってくる。感染症の大半が地理的に固定されているのも、全世界的な生態系が存在しないからだ。実際、高温多湿の熱帯地域は、極地より微生物や動植物の種類が豊かなのは明らかで、生態系が違うことから、流行病はそう簡単に熱帯から極地へは移らないのである。ターゲットとなる人間は似ているので、流行病が人から伝わることはあるけれど、しかし人間の感染能力もまたそれぞれ異なっている。

また風習によっても感染力は大きく違ってくる。たとえば性行為やパートナーの数は、当然ながら、性感染症の感染では重要な要素になる。一方手洗いの習慣は、消化器系だけでなく呼吸器感染を予防するのに最も重要だ。中国で呼吸器系の新興感染症が多いのは、あくまでも私個人の意見だが、野生動物の肉を扱う広大な市場があることと、もう一つ、ようやく減ってきたとはいえ、オートバイからでも地面に唾を吐く習慣と関係があると思われる。感染した患者が、時速六〇キロで走るオートバイから唾を吐くと、周囲にいったいどのくらいのウイルスを拡散させるのか想像するのさえ難しい。しかしおそらく大変な量になるだろう！　嘔吐もまた、強力な感染源であることを心しておこう。

さらに廃水処理は、知ってのとおり、感染を防ぐ重要な要素だが、これによって便による感染も防ぐことができる。

そのうえ、世界観がビデオゲームの世界に縮小された現代人に、生態系の変化で発生する病気の複雑さを説明するのは、簡単なことではない。

たとえば、飛行機で個人が世界の端から端へ簡単に移動できる時代、万が一機内で感染したとしても（飛行機のなかの生態系はほぼ均質）、到着した国で二次感染が定着することはまずないのである。というのも私たちは、メッカの巡礼者を何回も研究してそれを確認しているからだ。何十万人もの巡礼者が身体を寄せあい、ひしめきあって移動する現地では、微生物が相互に行き交うことはある。しかし、ここで感染した巡礼者が母国へ帰ったときに二次感染として拡散させるケースは、少なくとも私たちが知っている場所、つまりマルセイユでは起きていない。

夏にインフルエンザを持ち帰っても、そこは第二の感染源にはならない、なぜなら、そのときの生態系ではインフルエンザは流行しないからである。このことで説明できるのが、何が理由なのか正確にはまだ理解されていないけれども、感染が季節によって変化することである。

情報の透明性とパニックを防ぐことのバランス

一方、感染症の伝播に関してはいくつかの謎がある。感染が流行の初期に加速し、それから減速して、多くの場合、自然に消滅するのはなぜなのか、まだわかっていないのである。過去の感染症はほとんど、私たちには理由が理解できないまま自然に消滅していった。考えられるのは、生態系の変化か、あるいはたぶん人間の行動の変化か、あるいは気づかずに過去の免疫があったからなのか?[10]

また、これらの病気と闘うのに重要な要素として、観察が残っている。私たちには、現象を観察し、それに基づいて数量化する研究が欠けている。私たちはまだ理論化してモデル化する段階にいたっていないのだ。知識の基盤があまりに弱いので、未知の部分が多い出来事を予言することができないのである。予言をするには、人工知能をベースにしたものも含めて、経験値を考慮に入れなければならない。さまざまな要因が継続するのを観察し、前例と比較することによって初めて、人は次に続く要素を考えることができる。それでもなお、驚かされることが多いのは、すでに述べたとおりである。

新興病に関しては、実際のところ、観察と研究、検診を一体化して行なう組織づくりに集中しなければならないだろう（たとえばガン研究センターのようなもの）。これを私は二〇年前から世界中に訴えているのだが、ようやく一部で発展しはじめたところである。アフリカではダカールやバマコ、キンシャサに、中国にも多くの研究センターがあり、今後の観察と理解に貢献することが約束されている。ちなみに、フランスで感染症を専門とする大学病院研究所は一カ所のみ、私が所属するマルセイユなのだが、私にとってはまだ不十分である。

最後に、つねに突きつけられる問題が、情報の透明性とパニックを防ぐことのバランスなのだが、これがなかなか難しい。独裁国家が、たとえばテロや流行病のリスクを隠すのはよくあることである。私は個人的に、そのような場所で集団発生したコレラやペストに興味を持ち徹底的に調査したことがあるのだが、それがどの国かは私でも言えないところがある。というのも、これらの情報が外部に漏れるのを政府が禁止したからで、したがって一度も表沙汰にはなっていない。私たちに協力してくれた人たちを危険な目に遭わせたくないからである。このような禁止措置がとられたのは、パニックを起こさないためか、あるいは観光業に急激な打撃を与えないためだった。

透明性があれば実際、情報は滞りなく伝わることになるのだが、しかし結果として不当なパニックを生みだすことになる。毎日、ある一つの病気による死者が世界で一人か二人、さらには一〇人出たと報告されると（一日の感染者数一五万人に対して）、大惨事に見舞われている印象を受けるものだが、しかしそれはたんに情報がこれらの死者に集中して出されたからにすぎない。

けれどもこれらの情報を分析し、見通しを立てる判断には難しいものがある。なぜならこの分野では、全体の数字をすべて――感染者ととくに死者――公表して透明にすると、現実のリスクとは完全にかけ離れた反動を引き起こすからで、そこで同時に問題になるのは、現実のリスクだけが無視されることである。

原注

（10）Didier Raoult, Po-Ren Hsueh, Stefani Stefania, Jean-Marc Rolain, COVID-19 *Therapeutic International Journal of Antimicrobial Agents*, in Press, 07 March, 2020.

結論

観察された現実と情報による現実の乖離

現在の流行病と偽の流行病のあり方は、人間の行動の非常に深い部分を反映しているといえるだろう。歴史には自然災害や流行病の恐怖があふれ、聖書には多くの例がある。説明できないことや、降ってわいた厳しい現象を前に、かつての仮説はどちらかというと宗教的か、罪ある人間の行動に基づいたものだった。

近年では、フランスの哲学者ジャン・ボードリヤール（一九二九―二〇〇七）が一九七〇年に、私たちにわかりやすく説明してくれている。それによると、現代人は暇な時間の一部を死や災害の恐怖で腹いっぱいにし、そのほかの暇な時間は、メディアから受け取る受け身的な情報である気象学（新しい太陽崇拝のように）が占めている

（『消費社会の神話と構造』今村仁司・塚原史訳、紀伊國屋書店）というものだ。

一方、宗教的な行動や恐怖、魔術が永続していることについては、ルーマニア出身の宗教学者ミルチャ・エリアーデ（一九〇七―八六）が『宗教学概論』（堀一郎監修・久米博訳、せりか書房）でうまく述べている。それによると、さまざま形は違っても、宗教的な行動や恐怖には変化がなかったことが示されている。過ちを犯した人間の行動に結びつく大惨事の恐怖は、聖書と同じくらい古い現象なのである。

現在の社会には、宗教と異なる役割が存在する。物事を研究し、発見する者たちの役割と、管理する者たちの役割、さらに情報を伝える者たちの役割である。現代はあらゆる分野で時間が加速するにともない、管理者側が次の選挙に怯えて短期決戦に備えているのは、すでに述べたとおりである。こうして決定権と行政権、そして第四権力であるマスコミのあいだの混同がますますひどくなっている。

ところで、マスコミが警告を放つのは自然として、指導層である政治家が同じような反応を示すのは理に反しているといえるだろう。情報の管理には時間と間隔が必要なのだが、しかしそれは現在、無視されている。なぜなら結果責任が管理者側に直接問われることはなく、結果が出るとしてもかなり後で、その前に新しい情報に埋もれてしまうからだ。このメディアと決定権者の融合が見られるのは、実際にフランスでは大臣経験者がテレビ司会者になり、逆にテレビの人気者が大臣になっていることである。これはまさに大問題で、力の均衡が損なわれている。

一方、ジャン・ボードリヤールの別の本『シミュラークルとシミュレーション』（竹原あき子訳、法政大学出版局）〔シミュラークルは現実を別の何かで置き換えたもの〕が予言していたのは、新しいデジタル世界の誕生である。それに関しては私も、新しい政治の要素について書いたものを電子書籍にしている（『人間のデジタル革命――新しい種に向かって』キンドル、アマゾン、二〇一八年）。ボードリヤールの言うハイパーリアリティの世界は、SF映画『マトリックス』に着想を与えたものだ。実際にそこでは、デジタルの現実が物理・科学的な現実とは何の関係もなくなり、まさにアメリカのSF作家フィリップ・K・ディックが描く『シミュラクラ』（山田和子訳、ハヤカワ文庫SF）そのもの、政治家は模造人間（シミュラクラ）であり、ホログラフィ、ロボットになっている。

こうして、観察された現実と情報による現実が完全に乖離《かいり》していることが、現在、大きな問題になっている。問題は、誇張の幅はだんだんと少なくなっているが、しかし現実が歪められていることだ。情報が一つの死亡リスクを二〇倍にし、ほかのリスクを一〇〇分の一にして伝えたら、これはもうはや誇張ではなく別世界である。そしてこれこそが現在起きていることなのだ。警告は必要で、それが人を引きつける要素（ホラー映画はつねに成功している）であることがわかっているぶん、イデオロギーまでもがメディアと共鳴する情報を優先するようになっている。数字自体が度を超すようになり、正当な理論が確認できなくなっている。

情報を文化的に分析すること

実際この問題に関しては、いまのところ現実的な解決法はなく、あるとしたら新しい技術が力を持つしかないのだが、それでは検閲のない（現在のところ）情報を追うことになる。私たちはその事実を科学の分野でも確認している。科学界ではこれまで、専門的な思考が全体の流れに合わない論文は、いわゆる査読審査で落とされ掲載されないのが普通だった。しかし現在、非常に多くの情報誌が創刊され、検閲前の記事を直接ネット上のサイトに投稿する行為がさかんに行なわれている。そして面白いことに、それが現実としてきわめて重要になっているのである。

こうして科学誌『サイエンス』が二〇一九年度の重要な進化としてあげた一〇件の研究のうち一つは、公表されなかった発見で、検閲なしでサイト上に提示されただけのものだった。それは新しい微生物の発見で、もちろん東アジアでのことだった。

同じことはSNS上でもあり、たとえばポッドキャストでは、外部から課される枠組みや時間的制約のないところで、参加者は自分自身の考えを自由に表明することができる。もちろん、SNS上には従来から何でもあり、よいものと悪いものを分けなければならないのだが、そこから本当の改革が生まれるともいえるだろう。科学面では、二つの情報手段（メディアとSNS）がせめぎあう新しい時代だからこそ、より自由度の大きい、より多様な意見が交換されることになるだろう。

そうしていまや、二つ以上の言語を知っている人は、ネット上のウィキペディアを検索して、思ってもいなかった驚きに見舞われることがある。というのもフランス語で読み、それから英語で読むと、時に違うことを話しているような印象を受けるからで、それは文化的、イデオロギー的な違いの表われでもある。したがって重要なのは、情報をたんに受け取るだけでなく、文化的に分析することである。情報とそれなりに距離をとることで、誇張された情報による危険な影響を受けることはないだろう。

というのも、人々は恐怖を抱くことが大好きだとしても、長い目で見れば、いずれは真実が解き明かされ、予言されたことはもう誰も信じなくなるからだ。危険なのは盲目的に信じることにも言える。イソップ童話の『オオカミ少年』を思い出してみよう。羊飼いの少年ピエールが「オオカミが来たー！」と叫ぶのを何度も聞くうち、誰も信じなくなり、ついに本物のオオカミが来たときも誰も信じなかった！

訳者あとがき

二〇一九年十二月、中国の湖北省武漢市から発生した新型コロナウイルス感染症（ＷＨＯによる名称はＣＯＶＩＤ－19）の流行は、あっという間に世界中に拡散し、当初のやや楽観的な見通しをせせら笑うかのように本当のパンデミックになった。そうして世界中がパニックにおちいるなか、唯一、感染の流行の拡大防止に効果のある対策として、世界各国で都市封鎖いわゆるロックダウンが実施されたのだが、これが一〇〇年前のスペイン風邪（一九一八～一九年）のときに、アメリカのセントルイス市が他市に先駆けて採用して効果をあげた政策（遅れて発令したフィラデルフィア市と比較して死亡率が格段に低いというデータあり）を参考にしていると知り、どこか違和感を感じたのは私だけではないだろう。

二十一世紀の人工知能時代、医療も日進月歩しているこの時代に、いまなお一〇〇年前の方法しか有効な対策がないとはいったいどういうことなのだろう？　感染症はほかの病気とどこか違うのだろうか？　それより私たちはこれまで、ウイルスや感染症全体についてほかの病気ほどの関心がなかったのではないか？　コロナウイルスという言葉を知ったのも初めてなら、実際私たちは、ウイルスや感染症全体についてどこまで正しく理解しているのだろう？　そんな知的に欲求不満の人たちにぜひ読んでいただきたいのが本書である。

前置きが長くなったが、本書の著者は感染症では世界的に有名なフランス人医師ディディエ・ラウト教授で、原題は《*Épidémies : Vrais dangers et fausses alertes*》（『流行病――本当の危険とまちがった警告』ミシェル・ラフォン社、二〇二〇年）、それを日本の読者向けに翻訳したものである。医師としてのキャリアのほとんどを、感染症の専門医として現場最優先で活躍してきた著者が、今回のＣＯＶＩＤ－19がフランスでも猛威をふるいはじめたのを機に、想定外の医療危機に直面した私たちのために、「私が体験したことを通して広い視野でとらえてみる」（本文より）と緊急出版したもので、発売と同時に他の類書をおさえてベストセラーになっているものだ。

著者のディディエ・ラウト教授は一九五二年、セネガルのダカール生まれ。

感染症を専門とする微生物学者で、とくに新興感染症の分野では世界的に有名。現在はフランスで唯一の感染症専門センターで、世界的にも権威のあるマルセイユ大学病院研究所所長として発言力を強めている。臨床現場と患者第一主義を貫いて精力的に活動し、その成果を数多くの論文で発表。感染症の分野では世界で最も文献を引用される研究者の一人としても知られている。著書も多い。

ところで今回のコロナ禍では、日本でもこれほど多くの感染症の専門家がいたのかと思うほど、テレビでは毎日のようにどこかの番組に専門家が出演して解説し、「コロナの女王」と呼ばれる岡田晴恵さんのようなスターも誕生している。この現象は世界中同じようで、フランスでも今回メディアへの露出が一挙に増え、一部で医学界の「ロックスター」と呼ばれるようになったのが著者のラウト教授である。その風貌は、映像で紹介できないのが残念なほどまさにロック、医師らしからぬ長い髪と、右手小指にはドクロの指輪、歯に衣着せぬ発言で、普通なら言いにくいことも公然と発言する性格の持ち主である。今回のコロナ禍でとくに注目を浴びたのが、治療薬に抗マラリア剤として世界中で広く使用されている安価なヒドロキシクロロキンを提案したことで、この提案は科学界を巻きこんでの賛否両論になり、国内世論を二分するほどの大論戦の中心人物になっている。

これだけ派手に目立つと、当然批判も多いのだが、論争相手ととことんやり合うのがフランスの文化といえば文化。イスラム教の教祖ムハンマドの風刺画で悲惨なテロが起き、それを題材に表現の自由を教えた教師が殺されても「風刺はフランスの文化、表現の自由を一致団結して守るのがわがフランス共和国」とマクロン大統領が公然と宣言するお国柄である。言いたいことも言えない日本人には想像もできないのだが、そんなフランスでも異端児のラウト教授が書いた本だからこそ、本書が面白いこともつけ加えておこう。なぜなら感染症流行対策は、著者によると医療よりは社会、政治問題。重要な政策の裏には、とくに現代は、政治やその他の要因が複雑に絡み合っていることが多く、本書でも政策を間違った方向に導いてしまった裏話や、政治の嘘を気持ちのいいほど暴いてくれている。

さて本書の内容にも簡単に触れておこう。原題でもわかるように、本書は流行病全体、とくに世界中にパニックをまき散らしたものについて、世界全体の死者数と比較しながら、自らの体験をもとにわかりやすく説明したものである。一説によると、著者は以前から新たなウイルスの出現を警告していたとも言われており、もちろん今回のCOVID-19についても書かれているのだが、あくまでもコロナウイルス全体の一部としてで、もしそれ以上に詳しい内容を期待している読者がいるとしたら前もってお許しを。なぜなら本書が執筆されている時点で流行はまだ収束しておらず、この「訳者あとがき」を書いている時点でもウイルスの宿主動物はおろか、流行にいたった感染経路もまだ不明だからである。それほどウイルスは現代の科学をもってしても謎に満ちており、全体の解明にはまだまだ時間がかかるということなのだろう。

また本書で印象的だったのは、多くの感染症の原因はいまだ誰にもわかっておらず、とくにインフルエンザが季節によって変化することや、突然自然に消滅する原因も不明であることを、著者が素直に認めていることだ。だから、一〇〇年前の都市封鎖しか有効な対策がないのだろうと、妙に納得するのである。

「1　炭疽菌」の章では、二〇〇一年のアメリカ同時多発テロのあと、世界を震撼させたアメリカ炭疽菌事件が偽りのバイオテロだったことや、それをもとにイラク戦争を正当化しようとしたアメリカ政府の嘘が暴かれている。「2　無視された本当の医療危機」では、二〇〇三年夏にフランスを襲い、欧州全体で約七万人が死亡した猛暑について。「3　チクングニア熱」では、本来は死にいたらない病気も、薬の副作用で危険になる可能性があることへの警告。「4　エボラ出血熱狂騒と、ペスト、その他の出血熱」の章では、恐怖が恐怖を生む人間の心理について。「5　呼吸器感染症」では、感染症としてすっかり有名になったSARSやMERS、インフルエンザについて。「6　鳥インフルエンザ」では、恐れる必要のなかったウイルスで世界が恐怖に踊らされてしまったいきさつ。「7　H1N1危機」では、これまた現実の危機以上に大騒ぎになったことや、無駄なワクチン開発が恒常的に行なわれていることが告発されている。「8　コロナウイルス」では、いま話題のコロナウイルスの種類の多さに驚き、日本が新しい流行病が出現するたびに「新型」としていることに限界があり、そろそろ国際的に統一されたネーミングにしてもいいのではないだろうかと思わせる。「9　ジカウイルス」では、先進国に関係のない流行病は無視されることが多いこと。「10　フランスおよび世界の感染症」では、現在注意すべき感染症について。「11　忘れられ、無視された流行病」では、コレラとチフスが近年もなお一部の地域で猛威をふるっていることについて。「12　新しいワクチンと未来のワクチン」では、ワクチン開発というデリケートな問題が取り上げられ、新しい病気のたびに莫大な資金を投入してもあまり効果がないという考えも紹介されている。「13　予言から予言者まで」では、現在大流行の数理モデルにはまったく意味がないことについて。「14　新興病の発生と拡散」では、感染症は生態系の病気であるという重要なことが書かれている。

ざっと触れただけでも、さすが世界を舞台に感染症対策の中心になってきた著者ならではの内容で、これらのことが簡潔に読みやすくまとめられているのも嬉しい。今後も予想される新しい感染症やその対策に大いに参考になりそうだ。いずれにしろ日本には、アメリカのCDCのような感染症専門センターがまだ一カ所もなく、先進国のなかでは残念ながら遅れているのだから。

最後に、本書の出版では今回も企画の段階から編集室カナールの片桐克博さんと、草思社編集部の碇高明さんに大変お世話になった。いつもどうもありがとうございます！　ほかにもこうして形になるまで協力してくださったすべての人に、この場を借りて心からのお礼を申し上げます。感謝！

二〇二〇年十一月

鳥取絹子

著者略歴――――

ディディエ・ラウト Didier RAOULT

1952年、ダカールに生まれる。マルセイユ大学医学部で感染症を専攻し、1981年に医師の国家資格を取得。その後、微生物学者として特に新興感染症の分野で国際的に著名になり、現在はフランスで唯一の感染症専門センターであり、国際的にも権威のあるマルセイユ大学病院研究所所長。臨床現場・患者第一主義を貫いて精力的に活動し、その成果を多くの論文で発表。感染症の分野では世界でもっとも文献を引用される研究者の一人としても知られている。2010年、フランスで最高の医学賞Inserm(国立衛生医学研究所)グランプリを受賞したほか、受賞歴多数。

著者略歴――――

鳥取絹子 とっとり・きぬこ

翻訳家、ジャーナリスト。主な著書に『「星の王子さま」隠された物語』(KKベストセラーズ)など。訳書に『崩壊学』(草思社)、『私はガス室の「特殊任務」をしていた』(河出文庫)、『巨大化する現代アートビジネス』(紀伊國屋書店)、『地図で見るアメリカハンドブック』『地図で見る東南アジア』『地図で見るアフリカ』(以上、原書房)などがある。

感染症の虚像と実像

コロナの時代を生きるための基礎知識

2021年1月28日　第1刷発行

著　者　ディディエ・ラウト
訳　者　鳥取絹子
装幀者　Malpu Design(清水良洋+佐野佳子)
発行者　藤田　博
発行所　株式会社 草思社
〒160-0022　東京都新宿区新宿1-10-1
電話　営業 03(4580)7676　編集 03(4580)7680

本文組版　有限会社 一企画
本文印刷　株式会社 三陽社
付物印刷　株式会社 暁印刷
製本所　株式会社 坂田製本

ISBN978-4-7942-2496-5 Printed in Japan　検印省略